Die Kraft der Gedanken

Wie du mit Psychologie und Visualisierung Positives Denken erlernst und glücklicher lebst

Richard Roth

2. Auflage

2020

Inhaltsverzeichnis

Vorwort

Hallo lieber Leser,

Mein Name ist Richard und ich freue mich sehr, dass sich unsere Wege hier in diesem Buch kreuzen. Ich bin ein 21-jähriger Student im Bereich der Wirtschaft und des Ingenieurwesens, interessiere mich aber schon seit meiner Kindheit für die Entwicklung der Persönlichkeit. Dieses Interesse ermöglichte mir den Aufbau eines breitgefächerten und tief reichenden Wissens in besagtem Thema. In Kombination mit meiner Lust am Schreiben, versuche ich mit Hilfe meiner Bücher dieses Wissen weiterzugeben und damit anderen Menschen zu helfen. So möchte ich natürlich auch dich, lieber Leser, mit meinen gesammelten Informationen und meinen Erfahrungen unterstützen, um deine Persönlichkeit weiter voranzutreiben.

Ich hoffe sehr, dass sich meine Arbeit und deine Entscheidung für dieses Buch am Ende des Ratgebers lohnen und heiße dich hiermit herzlich willkommen.

Einleitung

Wusstest du, dass nur etwa 3% deiner Gedanken bewusst und aktiv gesteuert werden?

Nahezu 97% aller Gedanken kommen aus deinem Unterbewusstsein und genau da beginnt die wahre Kraft deines Denkens.

In diesem Buch wirst du also mehr über diese geheime Kraft lernen und verstehen warum, wie und wann du sie einsetzen solltest. Ich werde dir umfassendes Wissen vermitteln und dich mit genügend Informationen versorgen, damit du den gesamten Prozess besser verstehen kannst. Anschließend erhältst du eine Vielzahl an Techniken, Methoden und Übungen, um das Gelernte in die Tat umzusetzen.

Dabei versuchen wir zusammen uns das „Positive Denken“ anzueignen. In den ersten Schritten werden wir uns dafür erst einmal mit den negativen Gedanken beschäftigen und diese weitestgehend einschränken. Sobald wir die Grundlage geschaffen haben, werden wir uns dann gemeinsam auf die Entwicklung deines Positiven Verstandes konzentrieren. Ein positives Grundgerüst ist äußerst wichtig und bietet dir die Basis, um im Leben weiter voranzukommen.

Im Folgenden erfährst du nun also mehr über deine Gedanken, dein Unterbewusstsein und das Positive Denken im Allgemeinen.

Dabei wünsche ich dir viel Spaß und Freude beim Lesen!

Teil I :

Allgemeine

Fragen

Bei meinen Recherchen bin ich auf immer wiederkehrende Fragen gestoßen, die ich im Folgenden genauer betrachten und auflösen möchte, damit du mit einem soliden Grundwissen in die Thematik einsteigen kannst.

Kann ich meine Gedanken kontrollieren?

Diese Frage lässt sich relativ leicht klären. Wie du bereits erfahren hast, besteht unser tägliches Denken zu nur 3% aus bewussten, aktiven Gedanken. Das bedeutet also, dass wir nicht wirklich unsere Gedanken kontrollieren. Wir können zwar durch Fokus und Konzentration für eine bestimmte Zeit aktiv denken, so zum Beispiel beim Lösen von Matheaufgaben. Doch dieser bewusste Denkzustand verfliegt häufig recht schnell und so gehen wir wieder in den passiven und unterbewussten Zustand über. Selbst wenn du eine Mathematikaufgabe löst, denkst du nicht durchgehend aktiv nach.

Bei selten trainierten oder wirklich schweren Aufgaben musst du in deinem Gedächtnis kramen und überlegen, um die Antwort zu finden. An dieser Stelle denken wir also wirklich aktiv und bewusst. Allerdings sind bestimmte Techniken und Lösungsansätze bereits in deinem Unterbewusstsein verankert, auf die wir dann unbewusst zugreifen. Das 1x1 oder einfache Rechenaufgaben sind zum Beispiel schon so oft gelöst wurden, dass wir die Antwort wissen, ohne wirklich nachzudenken.

Probiere es aus.

Was ist 2+2? Dir kam die richtige Antwort sicherlich direkt ins Gedächtnis. Du musstest dir keine Finger zur Hilfe nehmen und dir auch keine Äpfel vorstellen, die du im Kopf nebeneinanderlegst, um die Antwort zu erhalten.

Genau an diesem Punkt erhalten wir die vollständige Antwort auf die gestellte Frage. Im Grunde können wir unsere Gedanken also nicht steuern, da ein Großteil automatisch und unterbewusst geschieht. Trotzdem haben wir aber die Möglichkeit unser unbewusstes Denken zu beeinflussen und somit ein wenig Kontrolle über unsere Gedanken zu erhaschen. Dazu erfährst du dann später mehr. Vollständiges und ungebrochenes Bewusstsein ist uns im Moment allerdings nicht möglich.

Zieht Positives Denken Positivität automatisch an?

Eine Antwort auf diese Frage zu finden ist nun schon ziemlich schwer und hängt natürlich auch von deinen eigenen Vorstellungen ab. Die Antwort auf diese Frage wird hier auf eine unerforschte Lösung treffen. Du musst am Ende für dich selbst entscheiden, ob du dem Ganzen Glauben schenken magst.

Auf unserer Erde gibt es viele Gesetze, besonders die physikalischen, die wir ohne Hilfsmittel nicht verändern können. Sie sind fest verankert und können nicht umgeschrieben werden. So zum Beispiel das Gravitationsgesetz. Dieses wurde mit Hilfe der Physik begründet und fest übernommen. Keiner zweifelt es an. Nun ist unsere Welt aber noch lange nicht zu 100% erforscht und immer wieder werden unbekannte Gebiete entdeckt und neue Erkenntnisse gewonnen. Zu Beginn des 20. Jahrhunderts erblickte dann auch das „Gesetz der Anziehung“ oder „Gesetz der Resonanz“ das Licht unserer Erde. Die Grundaussage dieses Gesetzes beruht auf Schwingungen und der Quantenmechanik. Man sieht also, dass ein wissenschaftlicher Aspekt vertreten ist, obwohl die Wurzeln des Gesetzes in der Esoterik liegen. Das Gesetz der Anziehung besagt, dass unsere Gedanken eine gewisse Schwingung erzeugen, die sich dann auf unseren Körper und unsere Außenwelt auswirken.

„Gleiches zieht Gleiches an“ ist hier die Grundaussage.

Das würde also bedeuten, dass wir uns bestimmte Dinge vorstellen können und daran glauben müssen, dass sie eintreten. Die erzeugten Gedanken verursachen die dazugehörigen

Gefühle. Diese erzeugen dann wiederum Schwingungen, welche dann wiederum die gewünschten Dinge mit der gleichen Schwingung anziehen. Möchte man im Leben also mehr Geld haben, so nutzt man die Technik und stellt sich bildlich vor, wie man bereits viel Geld besitzt. Über die Zeit entwickelt sich somit ein inneres Gefühl, welches Schwingungen ausstrahlt. Die erzeugten Schwingungen viel Geld zu besitzen, wirkt sich dann auf unser Umfeld aus und zieht was an? Viel Geld! So zumindest die Grundaussage des Gesetzes. Natürlich steht noch mehr dahinter und es gibt unzählige Foren, in denen darüber diskutiert wird.

Eine endgültige Antwort kann und möchte ich auf diese Frage nicht geben. Ich jedenfalls stehe dem Gesetz offen und neutral gegenüber. Dieses noch unerforschte Gebiet wirft viele Fragen auf. Ich persönlich wende mich dem Gesetz nicht zu, kann es aber auch nicht komplett ablehnen, da es neben der Esoterik auch wissenschaftliche Hintergründe besitzt.

Verändern Gedanken unsere Realität?

Diese Frage hängt sich der Vorherigen direkt an und erweitert das Thema nun noch einmal. Auch hier werde ich nur Informationen wiedergeben und die Antwort auf die Frage dir selbst überlassen.

Wie bereits gesagt, besteht das Gesetz der Resonanz auf esoterischer Basis, hat aber auch wissenschaftliche Hintergründe. Eine große Rolle spielt dabei die Quantenphysik, in der es besonders um die Schwingungen und das Wellenverhalten geht. Ein bekanntes Experiment der Quantenphysik ist das Zerplatzen eines Glases mit Hilfe von Schwingungen. So wurde mit einem Lautsprecher eine Schallwelle erzeugt, die das Glas zum Schwingen brachte, bis es schließlich in kleine Teile zerbrach. Die erzeugte Schwingung ist die sogenannte Eigenfrequenz, oder auch Resonanzfrequenz. Hier sehen wir also schon, wie sich Schwingungen auf materielle Gegenstände auswirken können.

Noch interessanter wird die Quantenphysik in Verbindung mit der allgemeinen Relativitätstheorie, die die Wechselwirkung von Materie, Raum und Zeit betrachtet. Dadurch kommen weitere Fragen auf wie:

- Spaltet sich unser Universum in unzählige verschiedene Realitäten auf, die Kopien unserer Selbst besitzen?
- Gibt es überhaupt so etwas wie eine objektive Realität?
- Können wir auf verschiedene Realitäten zugreifen?

Es wird also die Annahme getroffen, dass in unserem Universum unzählbar viele Realitäten existieren. In „deiner“ Realität sitzt du nun also hier vor diesem Buch und denkst über diese bizarren Fragen nach. In einer anderen Realität schlägst du das Buch zu, weil du die Annahme als absurd empfindest und du dich nicht länger damit befassen möchtest. In einer wieder anderen Realität liest du dieses Buch gar nicht erst, weil du vor 3 Jahren bei einem Autounfall gestorben bist. Und so gibt es eine unglaubliche Vielzahl, vielleicht sogar unendlich viele Realitäten mit verschiedenen Szenarien. Ob diese Annahme wahr oder falsch ist kann uns nur die Zukunft zeigen.

Antworten auf solche Fragen würden unser bisheriges Weltbild komplett verändern und unsere Ansichten wieder auf den Nullpunkt zurücksetzen. Um nun die eigentliche Frage zu klären, müssen wir uns mit der Quanten-Denkweise auseinandersetzen. Darin wird uns vermittelt, dass alles was wir sehen, also alles was „real" ist, aus Atomen besteht. Sie bilden die Materie. Hinzu kommen dann noch die energetischen Felder und Frequenzen, die der Informationsübertragung dienen.

Im Folgenden erfährst du mehr zur Quanten-Denkweise. Der zitierte Artikel ist von der Internetseite „gedankenwelt.de" (29.Nov. 2017) und gibt eine tiefgründige, wissenschaftliche und umfassende Erklärung des Sachverhalts.

„Vertreter der alten Schule glaubten, dass Elektronen um den Kern kreisen würden, so wie die

Planeten die Sonne umkreisen. Die neue Schule sagt uns, dass ein Atom zu 99,99999% aus Energie und nur zu 0,00001% aus Materie besteht. Im Verhältnis gesehen ist die Materie also fast nicht vorhanden.

Quantenphysiker entdeckten, dass ein Mensch, der die winzigen Teilchen eines Atoms betrachtet, das Verhalten von Energie und Materie beeinflusst.

Quanten-Experimente zeigten, dass Elektronen wie eine Unendlichkeit von Möglichkeiten oder Wahrscheinlichkeiten in einem unsichtbaren Energiefeld existieren. Aber nur, wenn sich der Betrachter auf irgendeine Stelle eines Elektrons konzentriert, erscheint dieses Elektron auch.

Zusammengefasst können wir sagen, dass sich ein Teilchen nicht in der Realität, in anderen Worten, im Raum-Zeit-Kontinuum, so wie wir es kennen, zeigen kann, bis es beobachtet wird. Sobald der Betrachter demnach ein Elektron „sucht", gibt es einen bestimmten Punkt in Raum und Zeit, in dem alle Möglichkeiten des Elektrons in einem physikalischen Ereignis zum Erliegen kommen.

Dank dieser Entdeckung können Verstand und Materie nicht mehr getrennt betrachtet werden, sie sind untrennbar miteinander verbunden, weil die subjektive Wahrnehmung spürbare Veränderungen in der objektiven physischen Welt zur

Folge hat: Die Rede ist von der Quanten-Denkweise.

Wenn auf subatomarer Ebene die Energie demnach auf deine Aufmerksamkeit reagiert und zu Materie wird, wie würde sich dein Leben verändern, wenn du lernen würdest, den Beobachtungseffekt zu lenken und unendliche Wellen der Wahrscheinlichkeit in der Realität, so wie du sie dir vorstellst, kollabieren zu lassen? Wärst du ein besserer Betrachter des Lebens, das du leben möchtest?

Von Natur aus besteht alles, was im physikalischen Universum existiert, aus subatomaren Teilchen, wie den Elektronen. Diese Teilchen befinden sich in einem Wellenzustand (noch einmal zur Erinnerung: Sie bestehen zu 99,99999% aus Energie), wenn sie nicht betrachtet werden. Im Grunde genommen sind sie „alles" und „nichts", es gibt sie überall und doch wieder nirgendwo, bis sie wahrgenommen werden.

Daher existiert alles, was es in unserer physischen Realität gibt, als reine Möglichkeit. Wenn die subatomaren Teilchen gleichzeitig an einer Unendlichkeit an Orten existieren können, sind wir dazu in der Lage, eine Unendlichkeit an möglichen Realitäten kollabieren zu lassen.

Das heißt, wenn du dir ein zukünftiges Ereignis in deinem Leben basierend auf deinen Wünschen vorstellen kannst, existiert diese Realität bereits als eine Möglichkeit im Quantenfeld, die darauf wartet, wahrgenommen zu werden. Wenn deine Quantendenkweise dich befähigt, die Entstehung eines Elektrons zu beeinflussen, kann sie theoretisch auch die Entstehung einer Möglichkeit beeinflussen.

Unsere Gedanken und Gefühle spielen auch hier eine Rolle. Sowohl unsere Gedanken als auch unsere Gefühle besitzen eine elektromagnetische Signatur. Unsere Gedanken senden ein elektrisches Signal an das Quantenfeld. Unsere Gefühle haben somit die Macht, Situationen in unserem Leben „magnetisch anzuziehen".

Sobald sich das, was wir denken und fühlen, miteinander verbindet, entsteht ein Zustand des Seins, der eine elektromagnetische Spur erzeugt, die wiederum einen Einfluss auf jedes Atom unserer Welt hat. Aufgrund dieser Tatsache könnten wir uns nun fragen: Was übermittle ich, bewusst oder unbewusst, im täglichen Leben?

Alle Erfahrungen existieren im Grunde genommen als elektromagnetische Spuren im Quantenfeld.

Es gibt unendlich viele mögliche elektromagnetische Spuren (des Geistesreichtums, des Reichtums, der Freiheit, der Gesundheit usw.), die bereits als Strukturen, basierend auf Informationsfrequenzen, existieren.

Wenn du deinen Zustand des Seins änderst (d.h. deine Überzeugungen, Emotionen und Verhaltensweisen) und du ein neues elektromagnetisches Feld, das mit dieser Möglichkeit im Quantenfeld der Informationen zusammenfällt, erschaffst, ist es dann möglich, dass du auf diese Situation triffst, weil du von ihr angezogen wirst oder dass die Situation dich findet? Alles deutet darauf hin, dass es sich um eine wahrscheinliche Hypothese nach dem physikalischen Wissen, über das wir verfügen, handelt.

Damit das jedoch geschieht, musst du dir über alle jene Überzeugungen klar werden, die sich in deinem Unterbewusstsein befinden und bei dir Blockaden auslösen. Du möchtest zum Beispiel bewusst Geld besitzen, aber dein Unterbewusstsein wehrt sich dagegen: Als Kind hast du gesehen und gehört, dass man nur schwer an Geld komme und dass reiche Menschen arrogant seien.

Dieses Signal wird von deinem Verstand unbewusst an das Quantenfeld gesendet, und deshalb ziehst du in deinem Leben Geld nicht an. Diese Art von Überzeugung müsste man lockern, weil Veränderung Kohärenz erfordert.

Kohärenz beginnt damit, Gedanken und Gefühle in Einklang miteinander zu bringen. Wie oft hast du schon versucht, etwas zu erschaffen und dich in deiner Quanten-Denkweise überzeugt, dass du es schaffen könntest, während dein Herz dir etwas anderes gesagt hat? Welches Ereignis erzeugte also jenes inkohärente Signal, das du gesendet hast?

Die Wellen eines Signals sind viel mächtiger, wenn sie kohärent sind, und genauso ist es, wenn deine Gedanken mit deinen Gefühlen im Einklang sind. Wenn deine klaren und auf dein Ziel fokussierten Gedanken von leidenschaftlichen Emotionen begleitet werden, überträgst du ein leistungsfähigeres elektromagnetisches Signal, das dich einer möglichen Realität näherbringt, die eher dem entspricht, was du dir wünschst.

Vielleicht willst du ein Leben in Hülle und Fülle, deine Gedanken kreisen um Reichtum, aber wenn du dich arm fühlst, und wir uns auf die in diesem Artikel ausgeführte Theorie stützen, wirst du in deinem Leben keinen Reichtum anziehen. Warum nicht? Weil Gedanken die Sprache des Gehirns sind, und Gefühle die Sprache des Körpers.

Du denkst an eine Sache und fühlst etwas vollkommen anderes. Und wenn solch eine Kohärenz nicht gegeben ist, reagiert das Feld auch nicht auf eine kohärente Art und Weise. Du solltest nicht vergessen, dass in unserem Inneren eine enorme Macht steckt, mit der wir unsere Realität verändern, eine neue erschaffen können.

Anmerkung zum Artikel: Die in diesem Artikel ausgeführte Theorie, die die Wechselwirkungen zwischen Psyche und Realität erklärt, ist noch nicht experimentell bewiesen. Was allerdings gezeigt werden konnte, ist, dass unsere Denkweise durch Phänomene, wie die sogenannte selbsterfüllende Prophezeiung, einen starken Einfluss auf die Realität hat, die wir mit unserem Verhalten, wenn auch indirekt, gestalten."

Dieser Artikel ist für den Anfang nicht leicht zu verstehen. Wenn du in der gesamten Thematik neu bist und deine physikalischen Kenntnisse nicht allzu tief reichend sind, empfehle ich dir den Artikel mehrere Male in aller Ruhe zu lesen und fehlendes Vokabular und Verständnis nachzuschlagen. Er gibt uns eine tiefe Einsicht auf die Antwort zur gegebenen Frage.

Wie bereits gesagt, möchte ich mich auch hier nicht konkret positionieren. Trotzdem regt der Text zum Nachdenken an und hat mit seiner wissenschaftlichen Begründung des Themas auf jeden Fall Daseinsberechtigung.

Fragen wie diese sind mit in meiner Recherche immer wieder über den Weg gelaufen. Sie sind im Moment sicherlich noch etwas ferner vom eigentlichen Thema, dem Positiven Denken, werden dir aber später bei der ein oder anderen Überlegung helfen, um die Sachverhalte besser zu verstehen.

Teil II:

Was genau ist dieses „Positive Denken“?

Das Konzept des Positiven Denkens entstand offiziell im 19. Jahrhundert, fand aber bereits in früheren Epochen Anwendung.

„Das, was du heute denkst, wirst

du morgen sein."

- Buddha -

Das Zitat Buddhas lässt darauf schließen, dass bereits in frühen Jahren die Kraft der Gedanken erkannt wurde und man versuchte, diese für sich zu nutzen. Das Positive Denken hat zwar eine esoterische Grundlage, wird aber durch die Erforschung unseres Gehirns, Bewusstseins und Unterbewusstseins heute aus wissenschaftlicher Sicht betrachtet und angewendet. Mit zahlreichen Studien wurde die Wirkung dieser Denkhaltung geprüft und mit überraschenden Erkenntnissen bestätigt. In unserer heutigen Gesellschaft finden wir positive Gedanken oft in Zusammenhang mit Glück, Freude, Erfolg und Zielstrebigkeit.

Wie funktioniert das Positive Denken?

Grundlegend stützen wir uns hier auf unser Unterbewusstsein. Das Grundkonzept des Positiven Denkens zielt darauf ab, unsere unbewussten Gedanken, also die 95%, zu verändern und zum Positiven zu wenden. Um dies zu erreichen, nutzen wir unsere restlichen 5%, also unsere bewussten Gedanken. Mit Hilfe von verschiedensten Techniken haben wir die Möglichkeit unsere bewussten Gedanken in unser Gehirn „einzubrennen“, um somit auch unbewusst bestimmte Themen, Glaubenssätze oder Gefühlszustände zu implementieren.

Das Positive Denken bietet uns eine Möglichkeit, uns aus unserer verschränkten und negativen Denkweise zu befreien, um neuen Erfahrungen offener und gelassener entgegenzublicken. Gleichzeitig hilft es uns dabei, mit Niederlagen und Rückschlägen besser umzugehen, diese positiv zu verarbeiten und gibt uns neue Kraft, wenn wir am Boden liegen. Du wirst deine Sicht auf dein Leben komplett verändern und dein eventuell negatives Gedankenkonstrukt zum Positiven wenden. Du wirst lernen, mit Fehlern konstruktiv umzugehen und dich von den Fesseln der Vergangenheit zu lösen. Im Grunde richten wir also unseren Blick gemeinsam auf die schönen Dinge im Leben und verbessern damit automatisch unseren Gefühlszustand.

Teil III:

Warum Positiv Denken?

Im Folgenden werde ich dir verschiedenste Motivationsansätze geben, damit du die tatsächlichen Auswirkungen des Positiven Denkens besser verstehst.

Vorteile des Positiven Denkens

Durch optimistische Gedanken beeinflussen wir unser allgemeines Wohlbefinden. Wenn wir gute Gedanken haben verbessert sich automatisch unsere Gefühlslage. Wir lachen häufiger, haben mehr Spaß mit unseren Mitmenschen und reagieren gelassener auf Stress. Wir gehen mit Rückschlägen und Niederlagen besser um und geben uns durch unsere positive Einstellung neue Kraft und Energie, um wieder aufzustehen, an uns zu arbeiten und um im nächsten Versuch erfolgreich zu sein.

Wenn wir ein positives Gedankenkonstrukt haben zeigen wir ebenfalls schärfere Sinne auf. Wir trauen uns mehr zu und erzeugen innere Ruhe. Die optimistische Einstellung macht uns ausgeglichener, wodurch wir uns Dinge besser merken können, kreativer und ideenreicher sind und ebenfalls besser sehen und hören können. Des Weiteren kann sich der Geschmacks- und Geruchssinn verbessern. Wir haben ein gestärktes Körpergefühl. Allgemein verbesserst sich unsere Wahrnehmung für physische und psychische Reize. Diese erhöhte Wahrnehmung bietet dann nicht nur uns selbst, sondern auch unseren Mitmenschen eine Hilfe.

Wenn sich unser Inneres wohlfühlt, so wirkt sich das auch auf unser Äußeres aus. Seelisches und körperliches Wohlbefinden sind eng miteinander verknüpft. Optimisten sind laut Studien seltener krank und in der Regel auch leistungsstärker und vitaler als Pessimisten. Seelische Harmonie bringt körperliche Harmonie und körperliche Harmonie bringt Gesundheit.

Das Positive Denken steigert weiterhin unseren Erfolg und unsere Zielstrebigkeit. Wir gehen mit schwierigen Situationen gelassener um und sehen Hindernisse und Schwierigkeiten als eine Herausforderung, die uns stärker werden lässt. Wir haben keine Angst vor Fehlschlägen, da wir wissen, dass jede Erfahrung, ob gut oder schlecht, neue Erkenntnisse bringt und uns auf lange Sicht voranbringt.

Ebenfalls stärken wir mit unserer angenehmen Grundverhaltensweise unsere soziale Lage. Menschen nehmen uns als offen und freundlich wahr, was unseren Beziehungsaufbau zu ihnen deutlich leichter macht. Es fällt uns nicht so schwer mit anderen umzugehen, da wir von Grund auf positiv eingestellt sind und in anderen Menschen keine Feinde sehen. Auch negative soziale Erfahrungen können wir besser verarbeiten und uns dann wieder auf die positiven Beziehungen konzentrieren.

Das Positive Denken wird anhand seiner Auswirkungen definitiv unsere Zukunft verändern und uns bei richtiger Anwendung zu einem ausgeglicheneren und glücklicheren Menschen machen.

Da ich hier als Ratgeber auftrete, möchte ich dir natürlich auch die möglichen Nachteile nicht vorenthalten. Denn auch diese sind stets vorhanden.

Nachteile des Positiven Denkens

Im Grunde wird Positives Denken erst dann gefährlich, wenn wir nicht kritisch mit unserem Umfeld umgehen und die Realität vernachlässigen. Wir sollten also stets die Nähe zum Wirklichen wahren und uns nicht blind auf bestimmte Dinge und Situationen verlassen. Wer fanatisch positiv denkt, diese Art der Denkhaltung also komplett übertreibt, der muss mit Konsequenzen rechnen. Verdrängen wir zum Beispiel negative Erfahrungen oder Gefühle, kann dies eine Gegenwirkung herbeiführen, die uns unzufrieden und auf Dauer sogar krank machen kann. Besonders häufig wurde das bei Busfahrern und Stewardessen aufgefunden. Ihr zwanghaftes, aufgesetztes Lächeln erzeugte innerlichen Stress, da sie sich des Öfteren gegen ihre eigentliche Gefühlslage auflehnen mussten. Auch bei innerlichem Unwohlbefinden wurde ein Lächeln aufgesetzt und dies erzeugte ein Gefühl des Zwangs, der schließlich zu Stress, Unzufriedenheit und letztendlich sogar zu Krankheit führte.

Ebenso sollten wir Gefühle wie Angst, Traurigkeit oder Wut nicht komplett aus unserem Leben verbannen. Sie sind Hinweise unseres Körpers, zeigen uns Gefahrensituationen und machen deutlich, dass etwas nicht stimmt.

Außerdem kann es auch sehr befriedigend sein diese Gefühle zuzulassen. Positives Denken bedeutet nicht seine negativen Gefühle zu unterdrücken. Emotionen gehören zum Leben und sollten wahrgenommen werden.

Durch die positive Grundeinstellung werden wir dann aber schneller zu unserem ausgeglichenen Zustand zurückfinden und derartige negative Gefühlslagen in kürzerer Zeit überwinden.

Wie bereits erwähnt ist diese Denkhaltung nur sinnvoll, wenn wir unser kritisches Bewusstsein beibehalten. Man sollte gewisse Situationen nicht mit zu viel Optimismus betrachten und stets die Nähe zur Realität wahren.

Denn wer sich voll und ganz auf das Positive Denken verlässt, wird unter Realitätsverlust leiden. Dies kann besonders in Gefahrensituationen zu einem großen Nachteil werden.

Weiterhin ist wichtig zu wissen, dass das Denken an sich nicht ausreicht. Wir können uns zwar ganz klar und deutlich einen Vorsprung gegenüber anderen verschaffen, müssen aber immer daran denken, dass Taten zu folgen haben. Ohne Handlungen wird uns die alleinige Denkhaltung keine Ergebnisse bringen. Sie hilft uns lediglich dabei, die notwendigen Tätigkeiten leichter umzusetzen, uns mental auf gewisse Erwartungen an unser Leben zu fokussieren und uns auf bestimmte Situationen vorzubereiten.

Zuletzt ist zu sagen, dass bei labilen und depressiven Menschen ein Negativeffekt des Positiven Denkens festgestellt wurde. An dieser Stelle wäre es meinerseits empfehlenswert, derartige Vorhaben mit einem Arzt oder Psychiater zu besprechen und sich Hilfe zu holen.

Nun sehen wir also, dass es sehr viele Vorteile gibt, wir uns aber nicht komplett auf das Positive Denken verlassen dürfen. Auch hier gibt es gewisse Regeln.

Zusammenfassend möchte ich dir nun noch einmal die Regeln erläutern.

1. Verdränge und leugne niemals deine Gefühle, auch wenn sie negativ sind
2. Zwinge dich nicht zu einer positiven Grundhaltung, dieser Prozess benötigt Zeit und wird früher oder später von ganz allein kommen
3. Denke weiterhin kritisch nach und wahre stets die Nähe zur Realität
4. Denken allein reicht nicht, du musst Handeln!
5. Wer fanatisch positiv denkt, wird die Nachteile zu spüren bekommen

Als abschließende Motivation möchte ich dir noch die Erfolgsgeschichte eines Mannes anvertrauen, den wir alle kennen und sicherlich auch lieben oder geliebt haben.

Besagter Mann hatte in seinem Leben immer nur eins vor Augen, seinen Traum. Seine Vision, seine Gedanken und der Wille niemals aufzugeben machten die Verwirklichung letztendlich möglich. Alles begann mit einem einfachen Zeichenblock. Schon in jungen Jahren begann der Träumer zu zeichnen und lernte rasch dazu. So entwickelte sich auch schnell die Vision den damals „schlechten“ Zeichentrickfilm zu revolutionieren.

Er schaffte es auf eine Zeichenschule und bekam nach seiner Ausbildung einen Job als Zeitungsredakteur. Allerdings blieb er dort nicht lange. „Er sei nicht kreativ genug“ hieß es im Kündigungsschreiben. Davon ließ sich der junge Zeichner aber nicht irritieren und so blieb er sich selbst und seiner Vision treu und übte fleißig weiter. Besonders viel Spaß bereitete ihm das Zeichen von Tieren. So entwarf er die Idee, die Tiere mit menschlichen Eigenschaften und Verhaltensweisen zu kombinieren, damit sich die Zuschauer besser mit den Figuren identifizieren konnten. In seinem selbst gegründeten Zeichenstudio entstanden Unmengen an Ideen und Geschichten. Doch leider fehlten ihm die Investoren. Seine Kombination aus Mensch und Tier stieß überall auf Ablehnung. Doch auch davon ließ er sich nicht unterkriegen und folgte stets seinem Herzen. Zweifel und Negativität ließ er dabei nicht in sein Innerstes dringen. Seine Arbeit und sein Durchhaltevermögen wurden schließlich mit dem großen Erfolg „Mickey Mouse“ belohnt. Der Durchbruch war geschafft. Doch ein positiv denkender Mann wie er sah darin keinen Grund sich auf dem Erfolg auszuruhen. Stattdessen entwickelte er die Idee, seine Figuren in einem riesigen Erlebnispark real werden zu lassen. Auch hier stieß er wieder auf enormen Gegenwind und hatte Probleme mit den Investoren. Rund 300 Banken lehnten seinen Vorschlag ab. Doch statt aufzugeben suchte der erfolgsgekrönte Zeichner weiter und fand schließlich einen Geschäftspartner.

Heute gibt es mehr als 5 Freizeitparks, unzählige Verfilmungen seiner Werke und abertausende erquickte Kinderherzen.

Hast du eine Ahnung um wen es sich handelt?

„If you can dream it, you can do it!“

- Walt Disney -

Anhand dieser Geschichte wird deutlich was erreicht werden kann, solange man an sich selbst glaubt, niemals aufgibt und nach Niederlagen nicht den Kopf hängen lässt.

Walt Disney ist nach unzähligen Rückschlägen immer wieder aufgestanden, hat weiter an sich selbst und seine Vision geglaubt und stets ein positives Gedankenkonstrukt gewahrt. Somit ist ihm nicht nur der Erfolg, sondern auch ein Platz in vielen Kinderherzen zu Gute gekommen.

Teil IV:

Prozesse im Körper – Wie wirkt sich das Positive Denken auf unser Äußeres aus?

In diesem Abschnitt wirst du, lieber Leser, erfahren wie sich das Positive Denken auf unseren Körper auswirkt. Du wirst lernen, welche Reaktionen durch unsere Gedanken im Körper ausgelöst werden und wie wir diesen Prozess zu unserem Vorteil nutzen können.

Wie reagiert unser Körper auf Gedanken?

Unser Körper wird ständig durch unsere Gedanken beeinflusst. Dabei wirken sich negative und positive Eindrücke unterschiedlich aus. Der Ablauf ist jedoch immer der Gleiche. Zur Verdeutlichung hier ein Beispiel. Zu Beginn steht immer die eintretende Situation. Stell dir vor du triffst nachts allein auf einen tobenden Hund. Er baut sich vor dir auf und fletscht die Zähne. Sein mürrisches Knurren bekräftigt dabei seine Absicht. Ohne Überlegung entsteht ein Gedanke in deinem Kopf. Aus Filmen, Erzählungen oder eventuell bereits selbst erlebten Erfahrungen schreit dein Inneres „Gefahr!". Die vorliegende Situation löst also Gedanken und innere Bilder in dir aus. Dieser Gedanke wird dann als Reiz in deinem Gehirn verarbeitet. Genau genommen wird er von der Großhirnrinde aufgenommen und interprètiert. Damit dieser Prozess möglichst schnell passieren kann, werden vergangene Erfahrungen und Eindrücke verwendet. Da wir in der Vergangenheit unserem Gehirn vermittelt haben, dass knurrende Hunde eine Gefahr für uns darstellen, reagiert das System blitzschnell und leitet den Reiz als Gefahrenmeldung an unser limbisches Nervensystem weiter. Das alles passiert automatisch und unterbewusst. Unser bewusstes Denken hat in diesem Moment Sendepause. Das limbische System ist für die Verarbeitung unserer Gefühle zuständig und nutzt ebenfalls vergangene Erfahrungen, um in bestimmten Situationen so schnell wie möglich reagieren zu können. Infolgedessen kommt es dann zu einer weiteren Reizübermittlung, wodurch unser Hypothalamus eine körperliche Reaktion bewirkt.

Im Falle des bedrohlichen Hundes wird nun eine Meldung über unsere Nervenbahnen an unser Nebennierenmark weitergeleitet. Dort kommt es dann schlussendlich zur Freisetzung von Hormonen, wie zum Beispiel Adrenalin und Kortisol. Unser Körper kann dann mit Hilfe der Hormone eine Handlung vornehmen. So steigen in einer Gefahrensituation zum Beispiel unser Blutdruck und Herzschlag an. Ebenfalls werden die Skelettmuskeln stärker durchblutet. Dadurch sind sie schneller einsatzbereit, um für den Kampf oder die Flucht gewappnet zu sein. Die Pupillen erweitern sich, damit wir ein größeres Sichtfeld bekommen. Es kommt zu zahlreichen weiteren Prozessen, die unseren Körper auf die Gefahr vorbereiten.

Durch diese erzeugten Gefühle und Körperreaktionen kommt es im Anschluss zu weiteren Gedanken und Bildern in unserem Kopf. Wir verlieren die Kontrolle über unser Denken und Handeln. Von einer inneren Kraft getrieben, ergreifen wir die Flucht und nehmen die Beine in die Hand.

Umgekehrt findet dieser Prozess natürlich auch bei positiven Situationen statt. Erinnerst du dich noch an deinen ersten Kuss? Sofort hat dein Gehirn die Situation verarbeitet und ein explodierendes Gefühl der Freude in dir ausgelöst. Infolgedessen kam es zu Reaktionen in deinem Körper, die dein weiteres Denken und Handeln stark beeinflusst haben. Dein Herzschlag hat sich erhöht und deine Augen haben sich, wenn sie nicht schon vorher zu gewesen sind, von ganz allein geschlossen.

Warum ist das passiert? Weil du das Augenschließen bereits in Filmen oder bei anderen Menschen gesehen hast und sich diese Reaktion in dein Unterbewusstsein eingespeichert hat. In diesem Moment warst du voll und ganz von dir selbst überzeugt. Du warst selbstbewusst und voller Freude. Deine folgenden Handlungen waren energetisch und du hast eventuell sogar in den Folgestunden oder Folgetagen noch aufgrund dieser Situation anderes gehandelt, als du es sonst getan hättest. Dein gesteigertes Selbstbewusstsein hat dich mutiger gemacht. Auch hier haben dein gewöhnliches Denken und Handeln ausgesetzt und du hast nach deiner inneren Intuition gehandelt. Du hast das gemacht, was du in diesem Moment für richtig empfunden hast, obwohl du keinerlei Erfahrung im Küssen hattest.

Ständig wird unser Verhalten von unseren Gedanken beeinflusst. Besonders einschneidende Erlebnisse bewirken dabei einen stärkeren, länger anhaltenden Zustand und gehen tiefer in unser Unterbewusstsein ein. Diese automatische Schrittabfolge hat jeder in sich und sie findet ihren Ursprung in frühen Jahren unserer Menschheitsgeschichte. Unsere Urvorfahren wurden ständig mit Gefahrensituationen konfrontiert, wodurch eine schnelle Reaktion von Nöten war. So hat sich dieser Prozess entwickelt und ist bis heute tief in unseren Genen verankert.

Aber ist dieses automatische Denken und Handeln heute noch von Nöten?

Greifen wir dazu wieder das Beispiel des angriffslustigen Hundes auf. Wäre es in dieser Situation nicht hilfreicher gewesen einen klaren Kopf zu bewahren und sich einen anderen Lösungsweg zu suchen? Denn unser plötzliches Lossprinten hat dem Hund signalisiert, dass wir ihm unterlegen sind. Sein Instinkt wurde somit aktiviert und er begann natürlich mit seiner Jagd. Gegen seine Geschwindigkeit haben wir leider nichts in der

Hand. Wenn wir nicht innerhalb kürzester Zeit einen Zufluchtsort finden, wird uns der Hund einholen und dann wird es unangenehm. Laut Experten ist es beispielweise hilfreich, wenn wir in diesem Moment Augenkontakt vermeiden, absolute Ruhe bewahren und das Tier in keinerlei Hinsicht reizen.

Hätten wir in dieser Situation einen klaren Gedankengang, so würden uns eventuell wichtige Details nicht verloren gehen. Möglicherweise hätten wir in unserer Nähe einen Stock zur Verteidigung entdeckt oder uns wäre ein sicher erreichbarer Zufluchtsort aufgefallen. Hunde greifen meist nicht direkt an. Auch sie „analysieren" zuerst die Situation und warten auf eine Reaktion ihres Gegenübers. In derartigen Situationen ist es in unserer heutigen Zeit eher sinnvoll zu denken, sich seiner Möglichkeiten bewusst zu werden und anschließend zu handeln.

Hinzu kommt der Fakt, dass wir in unserer heutigen Zeit immer weniger mit wirklichen Gefahrensituationen zu kämpfen haben. Vielmehr hängt dieser innere Mechanismus mit Stress auf der Arbeit und der verschobenen Work-Life-Balance zusammen.

Wie nutze ich diese automatischen Prozesse zu meinem Vorteil?

Grundsätzlich haben wir nicht die Möglichkeit unsere inneren Prozesse zu verändern. Doch das ist auch gut so, denn trotz der seltener werdenden Gefahren dienen diese Abfolgen unserem eigenen Schutz. Sie steuern unsere Körperprozesse, um uns im Ernstfall vor den auftretenden Gefahren zu schützen. Unser Körper funktioniert seit unserer Kindheit nach diesem Schema und wird es auch bis zu unserem Tod beibehalten. Trotzdem ist dieser Vorgang heute in vielen Geschehnissen eher unvorteilhaft, da wir immer seltener mit lebensbedrohlichen Situationen konfrontiert werden.

Wir können unseren Mechanismus zwar nicht verändern, haben aber die Möglichkeit ihn zu unserem Vorteil auszunutzen. Uns bleibt eine kleine Lücke, die wir nutzen können, um in gewissen Situationen klarer denken zu können. Dafür nutzen wir wieder unser Unterbewusstsein. Dieses können wir, wie bereits mehrfach erwähnt, so trainieren, dass uns in bestimmten Vorfällen die richtigen Gedanken in den Kopf kommen. So könnten wir beispielweise unser Unterbewusstsein dauerhaft beeinflussen und mit Gedanken speisen, die uns dazu verleiten, schneller zur Ruhe zu kommen und aktiv gegen Stress zu denken. Würden wir heute beginnen uns täglich zu sagen, dass wir in Stresssituationen ruhig bleiben und dieses Denken dann auch anwenden, indem wir uns etwa bei einem Test oder einem Vorstellungsgespräch selbst beruhigen, so würde sich diese Denkhaltung mit der Zeit in unserem Unterbewusstsein von selbst implementieren. Wenn wir nun diese Denkhaltung erfolgreich in unserem Unterbewusstsein verankert haben und in einem Jahr auf den Hund treffen, was würde passieren?

Dein Körper würde wieder besagtes Schema abspielen. Erkennen einer Situation, Reizübermittlung zum Gehirn, Meldung an weitere Beteiligte, Ausschütten von Hormonen und anschließend das Ausführen einer Tätigkeit.

Der Unterschied liegt nun aber bei unserem Gedankengang. Sobald der Reiz unsere Großhirnrinde erreicht hat, nutzt diese vergangen Eindrücke, um schnell auf den Vorfall reagieren zu können. Dafür nutzt sie die eingespeicherten Gedanken aus unserem Unterbewusstsein. Da wir dieses nun auf Ruhe in Stresssituationen trainiert haben, wird dieser Gedanke mit hoher Wahrscheinlichkeit als Reiz weiterübermittelt. Stresshormone wie Adrenalin und Kortisol werden nun nicht mehr so intensiv ausgeschüttet. Hinzu kommen dafür Oxytocin und Prolaktin, die für Entspannung sorgen. In diesem Fall würden wir vermutlich nicht die Flucht ergreifen und stattdessen ruhiger und klarer denken, um unsere

Handlungsmöglichkeiten besser abzuschätzen. Es bleibt natürlich weiterhin nicht unwahrscheinlich in Stress und Panik zu geraten. Gerade in Gefahrensituationen ist es oft schwierig sich zu beruhigen, selbst wenn man sich darauf konditioniert hat. Durch unser vorheriges Beeinflussen des Unterbewusstseins ist es nun aber wahrscheinlicher den eigenen Zustand zu erkennen. So bemerken wir in unserer Angst, dass wir gestresst sind und schaffen es eventuell uns zum Denken zu zwingen. Letztendlich geht es hierbei auch nur um unnötige Stresssituationen wie beispielweise einem Vorstellungsgespräch.

Die Ausschüttung deiner Hormone hängt natürlich noch von vielen weiteren Faktoren ab. Doch je intensiver und länger du dein Unterbewusstsein auf bestimmte Gedanken trainierst, desto wahrscheinlicher werden sie in den zutreffenden Situationen aufgegriffen. Trotz des Trainings können wir eines aber nie erreichen, das Löschen von Erinnerungen. Das Vergessen von bereits erlebten Eindrücken kann nur durch schädliche Einflüsse, wie zum Beispiel einer Kopfverletzung, geschehen. Haben wir also in der Vergangenheit eine negative Erfahrung gemacht, so wird diese auch immer präsent bleiben, egal wie oft und intensiv wir neue Gedanken implementieren. Die Präsenz eines Gedankens hängt immer vom eigentlichen Erlebnis ab. Je häufiger und heftiger wir eine Erfahrung aufgeschnappt haben, desto stärker wird sich der Gedanken in unserem Unterbewusstsein verankern. Wenn du als Kind zwei Mal von einem Hund attackiert wurdest und beide Erlebnisse mit schmerzhaften Wunden endeten, so wirst du diese Erfahrungen auch immer in deinem Kopf behalten. Selbst bei einer intensiven Beeinflussung deines Unterbewusstseins wird es für dich schwer werden die Ruhe zu bewahren, wenn ein aggressiver Hund vor dir steht.

Du hast nun einen tiefen Einblick in die Kraft unseren Gedanken bekommen und erfahren wie sie sich im Allgemeinen auf unseren Körper auswirken. Im Folgenden zeige ich dir nun speziell die Veränderungen, die durch dauerhaftes positives Denken auftreten.

Was bewirkt positives Denken in unserem Körper?

Auf den vorherigen Seiten hast du den Zusammenhang zwischen Gedanken, Gehirn und Körper erkannt. Unsere Gedanken wirken sich ständig auf unsere Gefühlslage und somit auch immer auf unser Wohlbefinden aus.

Was passiert also, wenn wir dauerhaft positiv denken?

Die konstante Implementierung von optimistischen Gedanken verändert wieder unser Unterbewusstsein. Die positive Denkhaltung wird nach und nach zu unserem Glaubenssatz. Dadurch haben wir viel häufiger „gute“ Gedanken und das spiegelt sich dann auch in unserer Hormonausschüttung und unserem Gefühlszustand wieder. In Studien konnten verschiedenste Veränderungen erfasst werden. Das dauerhafte positive Denken bringt zum Beispiel einen niedrigeren Blutdruck, eine geringere Wahrscheinlichkeit auf Herzerkrankungen, bessere Gewichtskontrolle und auch einen gesünderen Blutzuckerspiegel. Dem schließen sich viele weitere positive Effekte an.

Doch warum ist das so?

Nun, der Hauptgrund für diese Veränderungen ist die Eindämmung von Stress. Durch die positiven Gedanken erschaffen wir eine Ruhelage in uns selbst. Negative Situationen, in denen es zumeist zum Ausschütten von Stresshormonen kommt, können besser verarbeitet werden. Es kommt also zu einer kürzeren und verringerten Ausschüttung von Adrenalin und Noradrenalin. Weiterhin unterstützen wir die Ausschüttung „positiver" Hormone, die den Stresshormonen entgegenwirken und den Effekt somit nochmals verstärken. Das wirkt sich dann auch auf unsere Leistung aus. Durch den verringerten Stress entsteht eine innere Ruhelage. Dadurch können wir besser denken, klare Gedanken fassen und verfallen nicht so schnell in Panik, wenn mal etwas nicht klappt oder wir auf eine Frage keine Lösung finden. Wir denken stets ohne Druck und das hat eine sehr positive Auswirkung auf unser Schaffen. Die Steigerung der mentalen Leistung wirkt sich auf unsere Handlungen aus und verbessert somit ebenfalls die Leistung des Körpers.

Weiterhin wirkt sich das Positive Denken auch auf unseren Gesundheitszustand aus. Wer häufiger optimistisch denkt, der wird seltener krank. Auch hier gibt es eine logische Erklärung hinter dem Ereignis. Durch Gedanken werden, wie wir bereits gelernt haben, Hormone ausgeschüttet. Bei positiven Gedanken handelt es sich dabei größtenteils um Dopamin. Dieses wird im Belohnungszentrum freigesetzt und hat einen Einfluss auf unser Immunsystem. So konnte in Studien festgestellt werden, dass bei hoher Dopaminausschüttung automatisch auch mehr Fresszellen aktiv sind. Diese sind für die Bekämpfung von Krankheitserregern zuständig. Ebenso erhöhte sich die Anzahl an Antikörpern im Blut. Mit dieser Erklärung kann dann auch der Placebo-Effekt verständlich gemacht werden. In anderen Studien wurden Teilnehmern Tabletten gegeben, die angeblich ihre Krankheit heilen sollten. Allerdings war dies nur ein Trick, in den Tabletten war kein wirksamer Stoff enthalten. Trotzdem konnte nach Einnahme der vermeintlichen Medikamente eine Verbesserung des Krankheitsbildes festgestellt werden. Die bloße Vorstellung einer eintretenden Heilung hat gereicht, um Dopamin auszuschütten und somit eine positive Beeinflussung des Immunsystems zu bewirken.

Das Schöne an der ganzen Sache ist, dass du in einen „Teufelskreis" gelangst. Du beginnst heute damit dein Unterbewusstsein auf das positive Denken zu trainieren. Die Gedanken beginnen sich mit der Zeit zu festigen und erzeugen somit eine bessere Entscheidungsgrundlage für dein Handeln. Diese Haltung drängt dich dann schon fast automatisch zu vorteilhafteren Entscheidungen. Du wirst eventuell deine Ernährung überdenken oder mehr für deine Familie tun. Du wirst vielleicht mehr für deine finanzielle Freiheit arbeiten oder möglicherweise Dinge tun, von denen du schon immer geträumt hast, sie eines Tages mal zu machen. Diese Handlungen und Tätigkeiten werden dich beflügeln und dir neue Energie und Motivation geben. Diese Kraft kannst du dann wieder nutzen, um weitere Taten folgen zu lassen und um die Energie der positiven Gedanken weiter zu verankern. Das wiederum führt zu neuen Handlungen, welche im Anschluss neue Motivation erzeugen.

Du siehst, dass sich dieser Prozess immer wiederholt, nur das er von Runde zu Runde stärker wird und auch dich somit stärker, gelassener und glücklicher machen wird. Im folgenden Kapitel werden wir uns eine solide Grundlage schaffen. Wir schauen nun konzentriert auf die Eindämmung negativer Gedanken, um uns eine Basis zu schaffen, die wir nutzen können, um ein positives Gedankenkonstrukt zu errichten.

Teil V:

Negative Gedanken in der Theorie

Wir haben es bereits in einem vorherigen Kapitel besprochen. Wer die Realität vernachlässigt und fanatisch positiv denkt wird negative Konsequenzen zu spüren bekommen. Wir alle sind Menschen und wir alle haben auch mal einen schlechten Tag. Jeder ist mal traurig, mal wütend oder auch mal ängstlich. Das ist auch gar nicht weiter schlimm. Man sollte immer zu seinen Gefühlen stehen und sich nicht zwanghaft gegen sein Innerstes wenden. Akzeptiere deine Gefühle, analysiere sie und versuche sie anschließend zu lösen. Ich möchte dir damit sagen, dass wir in unserem Leben nicht ausschließlich positiv denken wollen. Negative Gedanken gehören nun einmal zu uns. Auch sie haben ihre Daseinsberechtigung und können uns in vielen Lebenssituationen von Vorteil sein. Trotzdem ist eine dauerhafte negative Denkhaltung schädlich für uns, unser Handeln, unseren Erfolg und unsere Gesundheit. Versuchen wir zuerst einmal die Ursache für unser zumeist negatives Denken zu verstehen.

Warum Menschen so oft negativ denken

Nun dies liegt ebenfalls wieder an unseren Vorfahren. Wir haben ja schon besprochen, dass sie öfter mit lebensbedrohlichen Gefahrensituationen zu kämpfen hatten als wir in der heutigen Zeit. Der Körper hat sich also darauf vorbereitet schnell in derartigen Vorfällen reagieren zu können. Negative Gedanken sind leichter und schneller zu verarbeiten, da wir uns seit Beginn unserer Geschichte damit geschützt haben. Positive Gedanken hatten in der Vergangenheit keine große Bedeutung, da sie einfach nie so oft von Nutzen waren. Der Großteil der Menschheit war damit beschäftigt, sich gegen den Tod zu wehren und die damit in Verbindung stehenden Gedanken sind nun einmal nicht gerade von fröhlicher Natur. Unser zugrundeliegendes verinnerlichtes Gedankenkonstrukt ist also von vornherein eher dem Negativen gewidmet. Die Schuld müssen aber auch unsere Mitmenschen, besonders unsere Eltern auf sich nehmen. Ich spreche hier natürlich nicht von allen. Es gibt Elternpaare, die bereits über die Kraft der Gedanken Bescheid wissen und ihre Kinder deshalb anders erzogen haben. Ein Großteil von uns musste sich aber schon in jungen Jahren den Ansprüchen von Mutter und Vater anpassen. Haben wir Dinge getan, die unseren Eltern nicht gefallen haben, so gab es Sprüche wie: „Mit dir muss man sich nur schämen!“ oder „Was soll mal aus dir werden?“.

Ich denke es ist klar, auf was ich hier hinauswill. Schon in unseren jüngsten Jahren werden uns negative Gedanken eingepflanzt, wodurch unser Unterbewusstsein und unser Selbstbewusstsein Schaden nehmen. Natürlich steckten hinter diesen Aussagen im Normalfall keine bösen Absichten. Doch besonders bei Kindern kommt es auf die Art und Weise an, wie gesprochen und gehandelt wird. Derartige Aussagen können also erheblichen Einfluss auf unser Grundgedankenkonstrukt nehmen und sind definitiv ein Grund für unsere verinnerlichte Denkhaltung.

Hinzu kommt, dass positives Denken mehr Aufwand benötigt als Negatives Denken. Wir alle wissen, wie leicht das Meckern, das Aufregen und das Aufgeben ist. Wir regen uns über alles und jeden auf, weil es so einfach ist. Das Negative Denken wird im 1:1 immer gegen die optimistische Denkhaltung gewinnen, wenn wir nicht lernen aktiv einzuwirken. Denn auch wenn die Negativität im Moment der Entscheidung weniger Energie verbraucht und einfacher ist, so wird sie uns auf Dauer mehr Kraft rauben als die positive Denkhaltung. Denn dauerhaftes negatives Denken erzeugt Stress in uns und dieser wird uns nicht nur unsere Energie rauben, sondern uns zusätzlich krank machen und das Denken erschweren.

Kann man negative Gedanken vollständig aus dem Kopf verbannen?

Die Antwort auf diese Frage habe ich bereits im vorherigen Abschnitt gegeben. Nein, es ist uns nicht möglich komplett frei von negativen Gedanken zu werden. Doch dies ist auch gut so, denn sie sind für Gefahrenmeldungen zuständig und geben somit eine Schutzfunktion unseres Körpers wieder. Ebenso besteht unser Leben aus Hochs und Tiefs. Wer keine Tiefpunkte erlebt, der kann auch keine Höhepunkte wertschätzen und zelebrieren.

Unser Ziel ist also nicht das vollständige Eliminieren der Negativität. Vielmehr wollen wir versuchen, das Auftreten dieser Gedanken zu erkennen. Wir wollen verstehen wann und warum wir negativ denken, um im Weiteren entsprechende Handlungen zu tätigen.

Teil VI:

Grundlage schaffen: Negative Gedanken eindämmen

Lieber Leser, wir haben die Theorie weitestgehend abgeschlossen und werden uns nun daran machen, dein wahrscheinlich negatives Gedankenkonstrukt zu verändern. Dazu gebe ich dir in diesem Kapitel alle notwendigen Informationen und Methoden, die dir dabei helfen sollen dein Unterbewusstsein zu entspannen, negative Gedanken einzudämmen und eine Grundlage zu schaffen, damit wir im Folgenden dann das positive Konstrukt erbauen können.

Auch hier möchte ich noch einmal klar machen, dass die Nähe zur Realität stets gewahrt und dein kritisches Bewusstsein nie vernachlässigt werden sollte.

Welche Fehler sollte ich in Zukunft vermeiden?

Zuallererst müssen wir uns darum kümmern die Ursachen für negative Gedanken einzudämmen.

Ursache Nr. 1

Unsere erste Aufgabe ist das Überprüfen unserer Informationsquellen. Wir wollen versuchen mögliche negative Quellen einzudämmen oder gar zu vermeiden. Dazu zählen vor allem die Nachrichten. Jeden Tag liest oder hört man Artikel über verstorbene Menschen, Umweltkatastrophen in fernen Ländern und Krisen in der Politik, der Wirtschaft oder der sozialen Lage. Doch ist das überhaupt notwendig?

Bringt es dir einen Vorteil, zu wissen wer verstorben ist, zu wissen welches Land verwüstet wurde oder zu wissen welche Straftat in Stadt X/Y begangen wurde? Die klare Antwort ist nein! Doch warum wird so viel Negatives berichtet und warum sind wir immer wieder gefesselt von den Ereignissen der Welt, die uns eigentlich überhaupt gar nichts angehen. Nun auch das ist wieder einmal unseren Vorfahren und unserer Evolution zu verdanken. Wie ich bereits mehrfach erwähnte, ist es für uns leichter negative Informationen aufzunehmen, da sie schneller von unserem Gehirn verarbeitet werden können und uns theoretisch vor einer Gefahr warnen sollten, was ja im Grunde eine gute Sache ist. Das Problem dabei ist, dass die großen Zeitungsverlage, die Nachrichtensender und die sonstigen Informationsübermittler bestens über diesen Sachverhalt Bescheid wissen und ihn zu ihrem Vorteil ausnutzen. Laut Statistiken bestehen unsere Nachrichten zu einem Großteil aus negativen Informationen. Die Bild, zum Beispiel, berichtet in etwa zu 90% aller Fälle negativ. Wie die Fliegen vom Licht angezogen werden, so laufen wir Menschen der Angst, der Wut und dem Hass nach. Wir lassen uns immer wieder aufs Neue ködern, doch einen Nutzen ziehen wir nur selten daraus. Ein weiterer Grund für dieses Verhalten ist die scheinhafte Verbesserung unserer eigenen Lage. Mit Hilfe fremden Leides versuchen wir unsere eigene Gefühlslage künstlich aufzubessern. Deshalb haben Fernsehsendungen wie „Mitten im Leben" oder ähnliches ein so großes Publikum.

Doch auch dies bringt uns auf Dauer keine Befriedigung. Vielmehr macht es uns unglücklicher, da wir ständig mit negativen Eindrücken und Leid überschwemmt werden. Auch den jüngeren Lesern empfehle ich das Überdenken ihrer Informationsquellen. Ich rede hierbei natürlich über soziale Medien wie Instagram oder Facebook. Nur ihr Selbst trefft die Entscheidung über euren Input. Das soll nun nicht direkt bedeutet, dass ihr gar nichts mehr sehen dürft. Ich selbst bin mit meinen 21 Jahren auch noch sehr jung und weiß nur zu gut, wie belustigend das Video vom Leid anderer sein kann. Trotzdem lege ich euch ans Herz, die Menge der negativen Eindrücke und Informationen zu überdenken und eventuell einzuschränken. Ersetzt die Abos mit Seiten, die euer Hobby darstellen und lasst euch inspirieren.

Wer Angst hat ohne Zeitung, Nachrichten oder Radio Wichtiges zu verpassen braucht sich eigentlich nicht zu sorgen. Wirklich wichtige Informationen werden immer mündlich weitergegeben. Die entscheidenden Nachrichten kommen also so oder so durch Freunde, Familie oder Arbeitskollegen zu euch. Wer trotzdem nicht darauf verzichten kann, der sollte zumindest versuchen den Konsum ein wenig einzuschränken. Wer täglich Nachrichten konsumiert, könnte versuchen jeden Tag 5 Minuten weniger zu lesen oder nur jeden zweiten Tag zu lesen. Sobald das klappt kannst du auf die nächste Stufe gehen und nur noch am Sonntag eine Zusammenfassung der wöchentlichen Nachrichten lesen. Gehe Schritt für Schritt vor und gehe den Prozess langsam an. Somit verringerst du auf der einen Seite die Zeit, die du mit negativen Informationen verbringst und hast im Umkehrschluss mehr Zeit für andere Dinge.

Ursache Nr.2

Der zweite große Einflussfaktor ist unser Umfeld. In vielen verschiedenen Studien wurde bewiesen, dass wir unser Verhalten an unser Umfeld anpassen. Dabei sind besonders die Menschen entscheidend, mit denen wir unsere meiste Zeit verbringen.

„Du bist der Durchschnitt der 5 Personen, mit denen du die meiste Zeit verbringst."

Wir wollen also versuchen uns von negativ denkenden Menschen abzuwenden oder unsere Zeit in ihrer Nähe zu verringern. Das ist natürlich nicht immer möglich, da wir Familie und gute Freunde nicht einfach so aufgeben wollen.

Wie gehen wir dieses Unterfangen also an?

Zuallererst müssen wir uns darüber bewusst werden, welche Gedanken und welche Einstellung die Menschen in unserem näheren Umfeld besitzen. Wie ticken meine besten Freunde? Welche Gedanken besitzen meine Familienmitglieder und mein Partner? Wie denken und sprechen meine Klassenkameraden oder meine Kollegen? Bei den meisten Personen, mit denen du viel Zeit verbringst, kannst du das natürlich direkt beantworten. Du kennst sie im Normalfall schon sehr lange und weißt deshalb auch wie sie ticken. Falls das nicht der Fall ist oder du genauer darauf achten möchtest, kannst du folgende Taktik anwenden.

In den kommenden Wochen solltest du dich speziell darauf konzentrieren die Einstellung, das generelle Verhalten und die Weltansicht deiner Mitmenschen zu analysieren. Dabei kannst du zum einen auf die Sprache deiner Mitmenschen achten. Nutzen sie negative oder positive Wörter? Fluchen sie oft oder motivieren sie sich selbst? Lernen sie aus Fehlern oder schieben sie die Schuld immer auf andere? Meckern sie viel oder sehen sie über Kleinigkeiten mit entspannter Art hinweg? Ebenso kannst du mehr mit Hilfe von Fragen und Anregungen erfahren. Frage nach ihren Lebenszielen. Rege eine Diskussion über den Sinn des Lebens an oder versuche mehr über ihre Weltanschauung zu lernen. Sehen sie ein zur Hälfte befülltes Glas als halb leer oder halb voll an?

So kannst du tiefere Einsichten bekommen und nach einiger Zeit der Beobachtung feststellen, ob ein Mensch eher eine negative oder positive Grundhaltung besitzt. Infolgedessen kannst du dann überlegen, wie du mit den Betroffenen weiter verfährst. Welche Rolle spielen sie dabei in deinem Leben und wie oft verbringst du Zeit mit ihnen? Überlege auch genau, wie wichtig dir die Personen sind, die eher eine negative Einstellung besitzen. Wenn du deine Zeit weiterhin mit ihnen teilen willst, schlage ich dir ein Gespräch vor. Erkläre der Person dabei dein Vorhaben und verständige ihr, welche Rolle sie in deinem Leben spielt. Mach sie auf das Problem aufmerksam und bitte sie darum, dir bei deiner Veränderung zu helfen. Vielleicht kannst du sie sogar dazu überreden den geplanten Weg zusammen zu gehen und sich dabei gegenseitig zu unterstützen und zu motivieren.

Lehnt sie dein Unterfangen ab, würde ich an deiner Stelle darüber nachdenken, ob du sie wirklich zu deinen Freunden zählen kannst. Wahre Freunde unterstützen dich immer und wollen das Beste für dich. Handelt es sich bei der betroffenen Person um ein Familienmitglied oder jemand anderen, den du nicht verlassen kannst, so bleibt dir nur noch eins übrig. Du musst stark sein, deinen eignen Weg gehen und auch in der Nähe dieser Person deine positive Art durchsetzen und darfst dich nicht von ihrer negativen Sicht beeinflussen lassen. Gebe alles, um sie zu überzeugen und wohlmöglich doch noch für deine Ansichten zu gewinnen. Dieser Prozess kann sehr kräfteraubend und belastend sein. Es ist nicht leicht sein Umfeld zu verändern, geschweige denn Menschen aus dem Leben zu streichen. Doch dieser Prozess hat enorme Bedeutung für unsere eigene Lebensqualität und ist ein großer Meilenstein in Richtung Positivität.

Ursache Nr.3

Oft entstehen negative Gedanken auch durch Vergleiche. Besonders in der Zeit des Internets und der sozialen Medien spielt dieser Punkt eine große Rolle. Durch unsere Vernetztheit können wir nahezu jeden und alles online sehen und uns mit ihnen vergleichen. Dieser Punkt richtet sich in erster Linie an meine jüngeren Leser, ist aber im Allgemeinen für alle von Bedeutung.

Was machen Vergleiche mit uns?

Das ständige Vergleichen mit anderen macht uns auf Dauer verrückt. Ständig ist jemand in einer Sache besser als wir. Er spielt besser Fußball als ich. Sie sieht besser aus als ich. Er lächelt viel häufiger und sie hat schönere Kleidung. Er hat mehr Geld als ich. Sie wohnt in einem schöneren Haus als ich. Immer und überall wird sich verglichen. Auf der einen Seite hat das zwar den Vorteil uns weiter anzuspornen, um das zu erreichen was andere bereits haben. Doch die meisten von uns nutzen dies nicht zum Ansporn. Stattdessen bringt uns der dauerhafte Vergleich mit anderen in eine Unruhelage und macht uns unglücklich. Wir haben ständig das Gefühl schlechter zu sein und hinterher zu hängen. Unsere eigenen Ziele verlieren wir dabei aus unserem Blick und richten uns stattdessen nach der Meinung anderer. Das ständige Vergleichen erzeugt ein Gefühl des Stresses in uns und macht uns auf Dauer krank.

Wir sollten also versuchen das Vergleichen einzuschränken. Dabei beginnen wir in den sozialen Medien. Du solltest in erster Linie deine Zeit verringern, die du auf derartigen Netzwerken verbringst. Auf Instagram hast du zum Beispiel eine coole Funktion, mit der du deine tägliche Interaktionszeit mit der App messen kannst. Ebenfalls hast du die Möglichkeit dir eine Meldung senden zu lassen, sobald du eine bestimmte Zeitgrenze überschritten hast. Führe diesen Prozess auch wieder langsam und Schritt für Schritt aus. Wenn du laut Messungen jeden Tag 1h auf Instagram verbringst, kannst du dir für die folgende Woche eine Meldung nach 50 Minuten einstellen. Wenn du es geschafft hast, die ganze Woche lang direkt nach der Meldung deine App zu schließen, kannst du in der Folgewoche auf 40 Minuten gehen. So arbeitest du dich nun Schritt für Schritt nach unten. Ebenso kann es hilfreich sein, die App an einer anderen Stelle auf dem Homescreen zu platzieren. Dadurch unterbrichst du die unterbewusste Gewohnheit und das Öffnen der App geschieht nun wieder bewusster. Dadurch kann sich die Interaktionszeit ebenfalls verringern. Doch diese Vergleiche finden nicht nur im Internet, sondern auch ständig in unserem eigentlichen Leben statt. Auf Arbeit schafft der Kollege mehr Projekte als ich. In der Klassenarbeit oder der Prüfung hat mein Klassenkamerad oder Kommilitone besser abgeschnitten. Doch auch das sollte dich nicht interessieren. Wenn du besser werden möchtest, dann arbeite stets an dir selbst und achte nicht auf andere. Nur dein persönliches Weiterkommen zählt und dabei ist der Vergleich zu anderen nicht von Vorteil. Frage nicht nach den Erfolgen der anderen. Vergleiche nur deine eigenen Ergebnisse und ziehe Schlussfolgerungen, ob du besser werden möchtest und wie du das erreichen kannst.

Auch ich habe mich in der Anfangsphase meiner Studienzeit ständig mit meinen Kommilitonen verglichen. Ich bin unruhig geworden, sobald ich eine Aufgabe nicht lösen konnte, die mein Banknachbar mit Leichtigkeit erledigte. Infolgedessen konnte ich mich nicht mehr konzentrieren, da die entstandene Unruhe zu Stress führte und mein Denken beeinflusste. In den vergangenen Monaten habe ich dann gelernt, dass mir das ständige Vergleichen nichts bringt. Ich habe aufgehört zu meinem Banknachbar zu schauen und habe in aller Ruhe und Gelassenheit über die Aufgabe nachgedacht. Auch wenn ich nicht jede Aufgabe lösen konnte, habe ich meine Quote deutlich verbessert und bin in Folge dessen mit mehr Selbstbewusstsein an die darauffolgenden Aufgaben herangegangen.

Ebenso habe ich gelernt, dass ich zwar in Statistik nicht der Beste bin, dafür aber in anderen Fächern mit deutlich höheren Ergebnissen als der Durchschnitt abschloss. Jeder hat seine Stärken und Schwächen und niemand braucht sich dafür zu schämen. Behalte immer deine Ruhe und lass nicht die Taten anderer über dein Handeln entscheiden. Richte deinen Blick auf die positiven Dinge im Leben, denn davon gibt es genug.

Ursache Nr.4

Des Weiteren solltest du dir nicht ständig über Alles und Jeden Gedanken machen. Wenn du mit einer bestimmten Sache oder einer Person im Moment nicht im Reinen bist, dann lass dir Zeit damit. Überhaste nicht sofort und mach dir auf keinen Fall Stress. Überlege stattdessen in aller Ruhe, wie du das Problem beheben kannst. Oft fallen einem die entscheidenden Dinge erst dann ein, wenn man nicht aktiv darüber nachdenkt. Sicher kennst du es auch. Du stehst unter der Dusche, genießt das frische Wasser und plötzlich schießt dir ein Gedanke in den Kopf. Du hast auf einmal einen Ansatz zur Lösung des Problems, obwohl du im Moment überhaupt nicht darüber nachgedacht hast.

Doch warum ist das so?

Auf diese Frage gibt es eine ganz logische Erklärung. In Momenten der Entspannung, wie zum Beispiel unter der Dusche, entspannt sich ebenfalls unser Gehirn. Wir driften mit unseren Gedanken ab und verfallen in ein kreatives Denken, da unser Geist frei wandern kann. Niemand schränkt uns ein oder stört uns. Wir kommen somit in einen Gedankenfluss, der dem „Tagträumen“ gleicht. Da wir durch das aktive Denken unser Unterbewusstsein auf eine bestimmte Sache gerichtet haben, wird dieses nun versuchen das Erlebte und Gedachte zu verarbeiten, wodurch automatisch weitere Gedanken dazu entstehen. Hin und wieder kann es dann auch vorkommen, dass uns ganz unbewusst eine Lösung zu einem Problem einfällt, die da irgendwo in unserem Unterbewusstsein herumgeschwirrt ist.

Wenn du beispielweise den ganzen Tag darüber nachgedacht hast, was du deinem Partner zum Geburtstag schenken kannst und du dann abends unter der Dusche stehst und völlige Entspannung erfährst, genau dann setzt dein kreatives Denken ein. Du verlierst dich in Tagträumen, die nun mit den zuletzt erlebten Ereignissen und Gedanken zusammenhängen. Da du den gesamten Tag über deinen Partner nachgedacht hast, kommen dir nun überwiegend Gedanken und vergangene Situationen von und mit deinem Partner in den Kopf. Mit etwas Glück zeigt sich dann auch der Gedanke, der ein Gespräch zwischen dir und deinem Liebsten festgehalten hat, in dem ein kleiner Hinweis auf die Lösung des Problems liegt.

Diese Erkenntnis können wir ebenfalls in unseren Alltag mitnehmen. So könntest du deine Pausen während der Arbeit, der Uni oder der Schule nutzen, um ein wenig Zeit für dich zu bekommen, dich zu entspannen und um das Erlebte sacken zu lassen. Mache einen kleinen Spaziergang um den Block oder in den nahen Park. Lass deine Gedanken schweifen und denke mal für einen kurzen Moment nicht an deine Arbeit. Dein Gehirn kann in dieser Zeit ein wenig entspannen, was dir neue Energie bringt. Ebenfalls könntest du Glück haben und dir fällt der Gedanke ein, nach dem du schon die ganze Zeit gesucht hast.

Des Weiteren möchte ich dir einen kleinen Tipp mit auf den Weg geben, welcher mir in vergangenen Situationen des Öfteren geholfen hat. Wenn du gerade an einer Aufgabe sitzt und das Gefühl hast nicht weiter zu kommen oder zu „überdenken“, dann lehne dich einfach mal in deiner Pose zurück, schließe deine Augen und nimm einen tiefen Atemzug durch die Nase. Atme dabei langsam ein und halte die Luft für etwa 4 Sekunden an. Anschließend atmest du wieder langsam aus und sagst dir dabei innerlich, dass du nun völlig konzentriert bist. Wiederhole diesen Zyklus mindestens 3 Mal. Danach öffnest du deine Augen, sortierst deine Gedanken und gehst die Aufgabe nun ruhig an. Wichtig ist dafür aber auch, dass mögliche Ablenkungen, wie beispielweise dein Handy, nicht in deinem Sichtfeld liegen und du dich somit voll und ganz deiner Aufgabe widmen kannst.

Schlussfolgernd können wir daraus ableiten, dass weniger manchmal mehr ist. Durch diese Art der Denkhaltung können wir konzentrierter arbeiten, unsere Ergebnisse verbessern, zufriedener nach Hause gehen und somit wieder unsere Gefühlslage verbessern, was letztendlich mehr

Motivation für die Folgestunden und -tage bringt und somit unsere negativen Gedanken weiter einschränkt.

Ursache Nr.5

Der nächste Punkt befasst sich damit, einfach mal einen Scheiß darauf zu geben was andere über uns denken. Zu oft richten wir uns nach den Vorstellungen anderer, um in ihren Augen besser dazustehen. Dabei sollten wir uns auf uns selbst konzentrieren, denn nur dann schaffen wir es weiter voranzukommen. Nur dann ist die Motivation stark und das Motiv ehrlich und nur dann schaffen wir den Sprung auf die nächste Stufe.

Du bist wer du bist und dazu solltest du auch stehen. Vielleicht nehmen dich andere Menschen als komisch wahr oder mögen dich nicht aufgrund deiner Einstellung und deines Verhaltens, doch das bringt einen großen Vorteil mit sich. Diese Leute werden sich nicht mit dir abgeben wollen und du vermeidest somit Menschen in deinem Umfeld, die sowieso nicht zu dir passen. Stattdessen ziehst du Personen an, die eventuell deinem Verhalten ähnlich sind und gleiche Interessen teilen. Außerdem bringt dir die authentische Art, also so zu sein wie du bist, viele Sympathiepunkte. Wenn andere Menschen sehen, dass du immer so bist wie du bist und dich nicht ständig verstellst, dann sehen sie in dir einen ehrlichen Menschen und solche hat nahezu jeder gern.

Doch warum verstellen wir uns überhaupt?

Die Hauptgründe haben alle mit einer Sache zu tun und zwar mit deiner Angst. Du verstellst dich, weil du Angst hast andere zu verletzen. Du verstellst dich, weil du Angst hast andere zu enttäuschen. Du verstellst dich, weil du Angst hast abgelehnt zu werden. Du verstellst dich, weil du Angst hast dich lächerlich zu machen. Du verstellst dich, weil du Angst hast unangenehm aufzufallen.

Doch all diese Ängste haben einen gemeinsamen Nenner, deine Gedanken. Du denkst, dass dich andere weniger lieben, wenn du ihre Erwartungen nicht erfüllen kannst oder wenn du etwas tust, was ihnen wohlmöglich nicht gefallen könnte. In Folge dessen setzt du eine Maske auf, weil du wieder einmal von deiner Angst dazu getrieben wurdest dein gewöhnliches Denken auszuschalten und dich von deinen Gefühlen in einen Strudel negativer Gedanken ziehen lässt. Du spielst eine Rolle und vernachlässigst dabei dich selbst, was dich auf Dauer sehr unglücklich macht. Auch wenn du ein guter Schauspieler bist und denkst, dich selbst belügen zu können, du kannst es nicht! Dein Innerstes bist du selbst und du kannst dich selbst nicht belügen, zumindest nicht auf lange Sicht. Durch das Aufsetzen der Maske kannst du deine eigentliche Persönlichkeit nicht weiter entfalten. Das ist so, als ob man eine eben gekaufte Pflanze in den Keller stellt und sie mit einem Tuch abdeckt, damit sie ja nicht wachsen und gedeihen kann. Und danach passiert was? Sie geht ein!

Was kannst du also tun, um du selbst zu sein?

An sich musst du dafür gar nichts tun. Sei einfach du selbst und gib dabei einen Scheiß auf die Meinung anderer. Achte aber dabei immer darauf, dass du andere mit deiner Art und deinem Verhalten nicht ernsthaft verletzt. Wenn du nun aber schon eine ganze Weile eine Maske trägst und gar nicht mehr so richtig weißt, wer du eigentlich bist, musst du zuerst einmal zu dir zurückfinden und dein Innerstes aus dem Keller befreien. Dazu solltest du dich in den folgenden Tagen mal genauer beobachten und reflektieren, wie du dich in verschiedenen Situationen verhältst. Dabei sollst du versuchen folgende Fragen zu klären:

- In welchen Situationen setzt du eine Maske auf und wann nicht?
- In der Nähe welcher Personen setzt du die Maske auf und bei welchen Personen kannst du ganz du selbst sein?
- Wie verhältst du dich, wenn du ganz allein bist und wirklich du selbst sein kannst?
- Wie warst du als Kind? Ruhig und schüchtern oder wild und lebhaft? Warst du gerne in der Nähe anderer oder lieber für dich allein?

Lass dir noch ähnliche Fragen einfallen und versuche sie mit Hilfe deiner Erinnerung zu beantworten. Je weiter du dich zurück erinnern kannst desto besser. Eventuell kannst du auch Eltern und Verwandte fragen.

Somit bekommst du schon einmal ein paar Eindrücke zurück, wer du eigentlich bist und was dich glücklich macht. Ich empfehle dir auch dich mit Meditation vertraut zu machen. Du musst es ja nicht häufig machen, doch probiere es wenigstens mal aus. Sie kann dir helfen tiefer in dein Innerstes zu tauchen und somit weitere Eindrücke über dich selbst zu gewinnen. Auf „Youtube“ findest du viele Videos, die eine sogenannte „geführte Meditation“ anbieten. Für den Anfang empfehle ich dir diese Variante, da sie einen leichteren Einstieg bietet.

Sehr hilfreich ist ebenfalls das Verstehen der Projektion. Dafür ist es entscheidend zu wissen, dass Menschen die Welt immer so sehen, wie sie sich selbst fühlen. Wenn dir eine Person etwas über die Welt erzählt, dann weißt du im Nachhinein nichts über die Welt aber alles über die Person.

Hier ein einleuchtendes Beispiel, aus einem Video von Christian Bischoff. In einem Café sitzen viele verschiedene Menschen. An diesem Café läuft eine bildhübsche, junge und schlanke Frau vorbei. Am ersten Tisch sitzt eine dicke Frau. Sie denkt sich nun: „Oh sieh nur. Wieder so eine schickimicki Tusse. Die hat doch auch nur Glück mit ihren Genen.“. Aus Frust über das Glück anderer bestellt sie sich direkt noch ein zweites Stück Kuchen, um sich zu besänftigen. Am Nachbarstisch sitzt eine weitere dicke Frau. Ihre Gedanken:“ WOW! Das will ich auch erreichen!“. Sie lässt ihr Stück Kuchen stehen, bezahlt und zieht sich zuhause ihre Joggingsachen an. Letzte Woche hatte sie bereits einen Kilo an Gewicht verloren. Einen Tisch weiter sitzt ein Orthopäde. Er denkt sich:“ Naja, du hast vielleicht jetzt noch einen schönen Gang. Warte aber mal ab. Im Alter werden sich die High- Heels an dir rächen und dann bist du froh, wenn du überhaupt noch laufen kannst.“. Er bezahlt seinen Kaffee und fährt zu seiner Frau, die seit einem Monat gehbehindert ist. Neben ihm sitzt ein Katholik. Seine Gedanken:“ Wie kann man denn nur so durch die Gegend laufen? Minirock und freier Bauch? Das widerspricht dem Bild Gottes. So ein Abschaum!“. Am Nachbarstisch ein junger Mann. „Oh man, sieht die scharf aus! Naja so einen wie mich, will die sicherlich eh nicht an ihrer Seite.“. Er versinkt wieder in Selbstmitleid und verliert sich in den Gedanken an seine gescheiterte Beziehung. Am letzten Tisch sitzt eine ältere Frau. Sie sagt sich innerlich: “Noch grinst du dämliche Göre. In 30 Jahren sieht das dann ganz anders aus, warte es nur ab.“. Anschließend zahlt sie den Kuchen und fährt zurück in ihre Wohnung zu ihren 5 Katzen.

Jeder der Gäste sieht etwas anderes in dieser jungen Frau. Keiner kennt sie und keiner weiß, wer sie wirklich ist oder was sie tut. Sie alle projizieren einen Teil von sich selbst auf sie. Jeder belegt sie mit seinen eigenen Themen und Gefühlen. Die Emotionen, die durch die junge Frau in den Personen hervorgerufen werden, haben mit ihr eigentlich gar nichts zu tun. Du siehst die Welt also immer so, wie du bist. Alles was du siehst, was du hörst, was du tust, fühlst und schmeckst hat am Ende immer mit deiner eigenen Wahrnehmung zu tun. Wenn du jemanden zuhörst, dann hörst du eigentlich nicht genau das was diese Person sagt, weil du dem Gesprochenen deinen eigenen Stempel aufdrückst und dir deine eigenen Geschichten dazu erzählst. Du bist für andere Menschen eine komplett andere Person, als du für dich selbst bist.

Diesen Sachverhalt können wir nun bestens auf unser eigenes Leben anwenden, um herauszufinden was uns unglücklich macht. Jedes Mal, wenn dich etwas in deinem Leben aufregt, wenn dich etwas stört, wenn dich etwas traurig, wütend oder verängstigt macht, dann nur, weil die stattfindende Situation mit dir selbst zu tun hat. Du empfindest nur so, weil dich etwas in deinem eigenen Leben stört und du dieses Gefühl auf andere projizierst. Wenn du mit deinem eigenen Körper unzufrieden bist, dann wirst du genau wie die Dame im Café deine eigenen Gefühle auf andere übertragen. Wenn du jemanden mit nahezu perfektem Körper siehst, dann wirst du dich eventuell unwohl fühlen und nach Ausreden suchen, warum er oder sie so ist, wie du gern sein möchtest. Genauso wirst du andersherum möglicherweise noch dickere Menschen mit Verachtung ansehen, weil sie dieses Gefühl in dir selbst weiter verstärken und dein Unwohlbefinden stärker verbildlichen.

Wenn in der Zukunft ein negatives Gefühl in dir hochkommt während du andere Personen, Situationen oder Gegenstände betrachtest, dann solltest du anfangen zu denken. Stelle dir am besten diese 3 Fragen:

- Warum reagiere ich gerade so?
- Was wird gerade in mir getriggert/ausgelöst?
- Was hat mein Gegenüber, was auch ich in mir trage?

Versuche diese Fragen für dich selbst zu beantworten und überlege dir dann im Folgenden was du tun kannst, um dich von diesen Gefühlen zu lösen und endlich damit anzufangen, der Mensch zu werden, der du sein willst.

„Du bist dein Problem und du bist deine Lösung."

- Christian Bischoff -

Da wir nun mehr über uns selbst wissen und auch wahrnehmen können, was uns im Leben glücklich oder unglücklich macht, ist es nun Zeit zu agieren. Im Folgenden möchte ich nun, dass du eine bewusste Entscheidung triffst, deine Maske abzulegen. Es reicht nicht aus, diesen Text hier zu lesen. Leg das Buch oder Kindle-Gerät für einen Moment aus der Hand und verinnerliche dir, dass du ab sofort wieder du selbst sein willst. Gerne kannst du folgenden Satz auch laut aufsagen:

„Ich entscheide mich hier und jetzt dafür, dass ich ab sofort öfter mein wahres Ich zeige!“

Warum sage ich öfter und nicht immer?

Weil das Ganze ein Prozess ist. Sicherlich denkst du ähnlich und hast Angst von heute auf morgen komplett du selbst zu sein. Ich denke, dass du deine Masken schon seit Jahren aufgesetzt hast und dich dein Umfeld deshalb nicht so kennt, wie du eigentlich bist. Es wäre ja irgendwie komisch, wenn du von heute auf morgen andere Verhaltensweisen annimmst. Wenn du trotzdem den Mut hast, deinen Mitmenschen zu sagen, dass du die ganze Zeit nicht du selbst warst und ab heute damit anfangen möchtest, dann mach das gerne. Dafür zolle ich dir maximalen Respekt, denn ich weiß aus eigener Erfahrung, dass dieser Schritt nicht leicht ist. Für mich und alle anderen, die diesen Mut nicht aufbringen können, was vollkommen in Ordnung ist, habe ich trotzdem einen Plan zur Hand. Wir können an anderen Stellen anfangen wir selbst zu sein. Am besten funktioniert das, wenn wir keine bekannten Gesichter in unserer Nähe haben. So kannst du zum Beispiel voll und ganz du selbst sein, wenn du neue Leute kennenlernst. Du kannst in einem Restaurant du selbst sein und dem Kellner offen und ehrlich sagen, was dir am Essen nicht gefallen hat. Sehr effektiv ist es auch, einfach mal komplett allein zu verreisen. Da kannst du dann den ganzen Tag lang machen worauf du Lust hast und dich so verhalten, wie es dir gerade passt. Dabei lernst du wieder ein wenig mehr über dich selbst und festigst dein Inneres Ich. Mit der Zeit wirst du dann langsam wieder zu dir selbst finden und so passen sich dann auch deine Verhaltensweisen wieder an. Da dieser Prozess langsam und Schritt für Schritt passiert, wird auch dein gewöhnliches Umfeld nicht allzu viel davon mitbekommen, irgendwann aber völlig überrascht sagen: „Wow, du hast dich in letzter Zeit echt ganz schön verändert!“ oder sowas in der Art. Vielleicht wird es auch die ein oder andere Person geben, die mit deiner neuen, eigentlich aber echten Art nicht mehr so gut zurechtkommt. Ihr kannst du nun aber offen und ehrlich gestehen, warum dies so ist und bist auch nicht mehr von ihrem Urteil abhängig, da du nun wieder mehr du selbst bist und dich die Meinung anderer eher weniger interessiert.

Wenn du trotzdem noch Probleme hast, dich selbst voll und ganz zu zeigen, dann nimm dir doch mal ein Beispiel an Kindern. Sie sind immer sie selbst und zeigen ihre Gefühle offen und ehrlich und sind deshalb auch überwiegend glücklich. Das soll jetzt für dich nicht heißen, dass du das Verhalten der Kinder kopieren sollst. Du kannst dich natürlich nicht auf den Boden werfen und heulen, wenn du die angefragte Gehaltserhöhung nicht bekommst. Trotzdem kannst du mit deinem Chef offen und ehrlich reden und ihm sagen, dass du seine Entscheidung nicht verstehst und ihm somit deine Gefühle offenbaren. Vielleicht bewirkt deine ehrliche Art etwas in ihm, wodurch du im Nachhinein doch noch dein Ziel erreichst.

Es ist also sehr wichtig, dass wir unsere Gefühle zulassen und offen kommunizieren. Wer seine Gefühle unterdrückt und nicht das zum Vorschein bringt, was gerade in ihm vorgeht, der wird auf Dauer unglücklich sein, da er sich gegen sein Innerstes wendet. Du solltest also stets versuchen deine Gefühle zuzulassen. Lass ruhig mal eine Träne fließen, wenn du traurig bist. Lache laut und herzhaft, wenn du in guter Stimmung bist. Sprich aus, was dich verärgert. Als wir jung waren, wurde uns gelehrt wir müssen unsere Gefühle in Zaum halten. „Du musst jetzt mal tapfer sein“, „Sei doch nicht so überdreht“ oder „mach jetzt mal langsam“ sind Sätze, die uns in unseren Gefühlen eingeschränkt haben. Dadurch fällt es uns heute eventuell schwerer unsere Gefühle offen zu zeigen. Auch dies ist also ein langsamer Prozess. Doch je häufiger du zu deinen Gefühlen stehst, desto einfacher wird es. Fange also einfach ab sofort damit an. Wenn dich heute jemand verärgert, dann sag es ihm. Wenn du eine traurige Nachricht erhältst, dann setze kein gefälschtes Lächeln auf und wenn du voller Freude bist dann lach einfach mal.

Im Weiteren ist es dann wichtig, sich über seine Imponier-Maske bewusst zu werden. Diese setzen wir immer dann auf, wenn wir das Gefühl haben langweilig oder schwach zu sein. Wir erzählen dann Lügen oder machen auf glücklich, indem wir ein falsches Lächeln aufsetzen, um besser und interessanter zu wirken. Das bist aber nicht du! Hör auf damit und stehe zu dir selbst. Wenn du deine jetzige Lage akzeptierst, wird es dir in Zukunft leichter fallen genau diese zu verbessern. Außerdem solltest du zu deinen Fehlern und Missgeschicken stehen und offen darüber reden und lachen. Zum einen wirkt das sehr sympathisch und zum anderen wirst du dadurch auch selbstbewusster. Wenn du zu deinen Fehlern stehst, gibt es nichts wofür dich andere nieder machen könnten. Du spielst mit offenen Karten und zeigst deinen Mitmenschen, dass du dir deiner Schwächen bewusst bist. Damit nimmst du jegliche Angriffsfläche, was dir unglaublich viel Kraft gibt. Probiere es einfach mal aus. Wenn dir etwas Blödes passiert, lache einfach mal. Wenn andere mitlachen, dann bedeutet das nicht, dass sie dich auslachen, vielmehr lachen sie mit dir über die Situation.

Weiterhin kannst du dein Innerstes unterstützen, indem du einfach mal sagst, was dich stört. Lass dir nicht alles gefallen und sage auch mal Nein zu Dingen, auf die du keine Lust hast. Dabei solltest du natürlich niemanden verletzen und auch darauf achten, wie du es sagst.

Ebenso musst du lernen deine Komfortzone zu verlassen. Du kannst dir hier und jetzt natürlich sagen, dass du dich zu deinem eigenen Wohl verändern wirst, aber wirst du das dann auch wirklich tun? Wenn es soweit ist, wirst du eventuell eine kleine Angst verspüren. Dir wieder denken „oh man, was ist, wenn mich mein Gegenüber nicht mag?“. Das ist erst einmal nicht weiter schlimm. Solche Gedanken hat jeder. Nimm einen tiefen Atemzug und sag dir innerlich, dass du nun du selbst bist. Wie gesagt, ist es leichter das ganze Unterfangen mit fremden Menschen zu üben. Bewege dich wieder Schritt für Schritt voran und verlasse deine Komfortzone jedes Mal ein Stück weiter als zuvor. Mit der Zeit wirst du deinen Fortschritt bemerken und das dabei entstandene Gefühl wird, das verspreche ich dir, unglaublich gut sein.

Im Nächsten sollst du nun lernen, dass du nicht blind der Masse zu folgen hast. Denke immer zuerst über deine eigenen Bedürfnisse nach und lass dich nicht gedankenlos mitreißen. Denn wer dauerhaft der Masse folgt wird ebenfalls unglücklich. Es entsteht ein innerer Widerstand, was ein Gefühl des Zwangs hervorruft und somit wieder zu Stress führt. Oft kaufen sich die Leute Kleidung, weil sie gerade IN ist oder weil ein bekannter Star genau dieses Kleidungsstück trägt. Die Leute gehen ins Fitnessstudio, weil auch viele Mitmenschen gehen. Die Leute trinken Alkohol, weil alle anderen auch trinken. Aber gefällt dir dieses Kleidungsstück wirklich oder hängt es dann nur im Schrank herum und erzeugt ein negatives Gefühl in dir, weil du unnötiger Weise Geld dafür ausgegeben hast. Gehst du wirklich gerne ins Fitti oder fühlst du jedes Mal einen inneren Zwang, weil du eigentlich gar keinen Bock darauf hast und viel lieber an den See zum Baden fahren würdest? Hast du wirklich Lust auf Alkohol oder wirst du morgen erneut mit Kater im Bett liegen, deinen Sonntag vergeuden und dir denken warum du dich schon wieder hast überreden lassen?

Bevor du dich mitreißen lässt, solltest du immer erst einmal darüber nachdenken, ob du das im

Moment wirklich benötigst oder tun willst. Dafür ist es notwendig sich selbst zu kennen, was wir ja bereits in den vorhergehenden Schritten gefestigt haben. Wenn du also merkst, dass irgendetwas in dir gegen eine Entscheidung spricht und du dir nicht so richtig sicher bist, dass es das ist was du willst, dann lass es sein! Das soll nun nicht heißen, dass du neue Dinge nicht auch einmal ausprobieren kannst und sollst. Denn das ist wichtig, um deine Komfortzone zu verlassen und neue Eindrücke zu gewinnen. Trotzdem solltest du immer überlegen, warum du etwas tust und ob du es auch wirklich möchtest.

Dabei gibt es allerdings noch eine kleine Falle. Sich gegen die Masse zu wenden ist ein bestärkendes Gefühl und kann dir Kraft geben. Du musst aber aufpassen, dass du dich nicht nur aus Trotz gegen die Mehrheit wendest. Einige Menschen verfallen diesem Gefühl der Stärke und machen zwanghaft das Gegenteil von dem, was andere tun. Auch das wärst dann nicht du selbst.

Um all die genannten Schritte langfristig umsetzen zu können sind zwei Dinge von besonderer Bedeutung. Du musst lernen dich selbst zu lieben und du muss die Fähigkeit entwickeln, Dinge und Personen loslassen zu können. Wir werden nun noch tiefer in dein Innerstes vordringen und diese zwei entscheidenden Erfolgsfaktoren gründlich betrachten und anwenden.

Warum muss ich loslassen?

Dieser Schritt ist für viele nicht leicht und bedeutet Schmerz, da man sich nur ungern von anderen löst. Das gehört aber nun mal zu dem gesamten Prozess dazu. Wenn du dich veränderst und wieder mehr du selbst wirst, werden dir Dinge und Personen in deinem Umfeld auffallen, die nicht zu dir passen. Sie sind ein Teil deiner Maske, kein Teil von dir. Sie mögen dich nur, wenn du deine Rolle spielst und schaden dir dadurch. Sie sind zum Teil dafür verantwortlich, dass du dich nicht traust dein wahres Ich zu zeigen und das ist sehr schädlich. Zuallererst musst du dich also mit dem Gedanken vertraut machen, dass bestimmte Personen und Dinge in der Zukunft nicht mehr zu dir gehören werden. Du darfst unter keinen Umständen in deine Maskenidentität zurückverfallen.

Wie lasse ich Dinge und Personen los?

Dafür gibt es eine einfache, aber effektive Methode. In dieser arbeiten wir mit unserem Bauchgefühl und versuchen unseren Kopf auszuschalten. Setze dich dafür aufrecht auf den Boden oder einen Stuhl, schließe deine Augen und mache es dir gemütlich. Du musst dich in der Position wohlfühlen. Du kannst dich auch gern mit deinem Rücken auf einen festen Untergrund legen. Atme anschließend mehrere Male tief und langsam ein und aus und versuche dich dabei möglichst tief zu entspannen. Sobald du einen entspannten Zustand erreicht hast, kannst du damit beginnen, dir die Person, die Sache oder den dich bedrückenden Gedanken vorzustellen. Dabei sollte ein Gefühl in dir entstehen. Eventuell ein Gefühl der Traurigkeit, des Schmerzes, der Wut, der Angst oder des Schams. Unterdrücke es nicht und lasse es so intensiv werden, wie nur möglich. Am Anfang kann das unangenehm oder beängstigend sein. Doch das ist nicht weiter schlimm. Es ist nur ein Gefühl und kann dir nichts anhaben. Sobald du dich mit dem Gefühl ein wenig vertraut gemacht hast stellst du dir diese Frage: „Kann ich das Gefühl annehmen?". Das soll dir helfen die Empfindung bewusst wahrzunehmen und zu akzeptieren. Arbeite dabei mit deinem Bauchgefühl. Höre nicht auf deinen Kopf, denn er wird versuchen Wege zu finden, um dieses wahrscheinlich unangenehme Gefühl loszuwerden. Spüre also in deinen Bauch hinein und nimm die Empfindung voll und ganz wahr. Akzeptiere sie. Sie gehört zu dir. Eventuell brauchst du dafür eine ganze Weile. Abhängig von der Intensität der Emotion kann das Annehmen des Gefühls mehrere Tage dauern. Wenn du dich im Moment nicht mit der Empfindung vertraut machen kannst, so ist das nicht weiter schlimm. Versuche es in ein paar Stunden oder am Folgetag einfach nochmal. Je öfter du diesen Schritt wiederholst, desto einfacher wird es.

Wenn du das Gefühl in seiner ganzen Fülle akzeptiert hast, kannst du zu Schritt zwei übergehen. Dir werden durch das Zulassen der Empfindung Gedanken in den Kopf schießen. Wenn du eine Person loslassen möchtest, so werden dir Gedanken von und mit ihr hochkommen. Dein Kopf wird eventuell erneut versuchen, diese Vorstellungen zu unterdrücken und das Gefühl zu unterbinden. Es entsteht ein innerer Drang. Doch auch diesen sollst du wahrnehmen. Stelle dir also diesmal die Frage: „Kann ich auch diesen inneren Drang annehmen, der versucht das Gefühl zu unterdrücken?“. Wenn du das schaffst, hast du also dein Gefühl und den dazu entstehenden Drang akzeptiert und bist somit für Schritt drei bereit.

In diesem werden wir uns nun die finale Frage stellen: „Kann ich all das loslassen?“. Auch hier solltest du wieder darauf achten, die Frage nicht mit deinem Kopf, sondern mit dem Bauch zu beantworten. Sag also nicht einfach nur „JA!“. Fühle erneut in deinem Bauch und höre auf seine Antwort. Wenn dein Bauch mit Ja antwortet, so wirst du dies durch ein befreiendes Gefühl wahrnehmen können, so als ob ein schwerer Stein von dir fällt. Falls du im Moment das Gefühl hast, die Person, die Sache oder den Gedanken noch nicht loslassen zu können, so ist das nicht weiter schlimm. Du darfst dir hier auf keinen Fall Druck machen, denn dann wird das Unterfangen nur schwieriger. Stattdessen kannst du die Methode am nächsten Tag erneut probieren. Loslassen kann, muss aber kein sofortiger Erfolg sein. Auch dies kann als Prozess gesehen werden und seine Zeit benötigen. Du wirst merken, dass du von Einheit zu Einheit gelassener wirst und der Tag, an dem du dich von diesem Gefühl befreist, wird bald kommen.

Ein weiterer entscheidender Faktor ist die Selbstliebe. Diese darf nicht mit Arroganz, Hochnäsigkeit oder Ignoranz in Verbindung gebracht werden. Selbstliebe ist ein Zustand, in dem wir nicht von der Meinung anderer abhängig sind, um Glück und Liebe zu empfinden. Selbstliebe ist, wenn wir Dinge für uns selbst tun, die uns glücklich machen und dafür niemand anderen brauchen als uns selbst. Selbstliebe ist, wenn wir uns so akzeptieren wie wir sind und somit unser wahres Ich in voller Hülle und Fülle präsentieren können. Selbstliebe ist, wenn uns unser eigenes Wohl an erster Stelle steht und wir uns anderen Leuten nicht willenlos beugen, um dessen Erwartungen zu erfüllen.

Wenn wir uns selbst lieben, so brauchen wir nicht zwingend die Zuneigung anderer und können somit unabhängig entscheiden und handeln. Diese selbstbestimmten Handlungen führen zu mehr Selbstbewusstsein, was uns Kraft und Energie gibt und uns mit Liebe zu uns selbst erfüllt. Dadurch sind wir folgend in der Lage, mehr

Liebe und Freude an unsere Mitmenschen zu geben, was uns erneut Glücklichkeit und Zufriedenheit bringt. Denn wir sind soziale Wesen und es wird uns immer Freude bereiten anderen zu helfen.

Dabei geht es auch nicht darum, sich selbst auf einen Heiligenthron zu setzen. Du darfst natürlich weiterhin an deinen Schwächen zweifeln und dir dürfen auch weiterhin Dinge an dir selbst missfallen. Das ist auch wichtig. Denn du musst deine Schwächen wahrnehmen können, um die Möglichkeit zu besitzen, sie zu verändern. Mit einer gesteigerten Selbstliebe werden wir allerdings mehr zu diesen Schwächen stehen, sie akzeptieren und uns von der Meinung anderer befreien. Dadurch gelangen wir in einen Zustand, der uns dazu befähigt ständig an uns selbst zu arbeiten, unsere Schwächen aktiv zu behandeln und uns dabei nicht mit anderen zu vergleichen.

Zur Motivation hier ein **Gedicht von Charlie Chaplin:**

Als ich mich selbst zu lieben begann,
konnte ich erkennen, dass emotionaler Schmerz und Leid
nur Warnungen für mich sind, gegen meine eigene Wahrheit zu leben.
Heute weiß ich: Das nennt man
AUTHENTISCH SEIN.

Als ich mich selbst zu lieben begann,
verstand ich, wie sehr es jemanden beeinträchtigen kann,
wenn ich versuche, diesem Menschen meine Wünsche aufzuzwingen,
auch wenn ich eigentlich weiß, dass der Zeitpunkt nicht stimmt
und dieser Mensch nicht dazu bereit ist – und das gilt auch,
wenn dieser Mensch ich selber bin.
Heute weiß ich: Das nennt man
***RESPEKT**.*

Als ich mich selbst zu lieben begann,
habe ich aufgehört, mich nach einem anderen Leben zu sehnen
und konnte sehen, dass alles um mich herum
eine Aufforderung zum Wachsen war.
Heute weiß ich, das nennt man
***REIFE**.*

Als ich mich selbst zu lieben begann,
habe ich verstanden, dass ich immer und bei jeder Gelegenheit,
zur richtigen Zeit am richtigen Ort bin
und dass alles, was geschieht, richtig ist –
von da an konnte ich gelassen sein.
Heute weiß ich: Das nennt man
***SELBSTVERTRAUEN**.*

Als ich mich selbst zu lieben begann,
habe ich aufgehört, mich meiner freien Zeit zu berauben,
und ich habe aufgehört, weiter grandiose Projekte für die Zukunft zu entwerfen.
Heute mache ich nur das, was mir Spaß und Freude macht,
was ich liebe und was mein Herz zum Lachen bringt,
auf meine eigene Art und Weise und in meinem Tempo.
Heute weiß ich, das nennt man
***EINFACHHEIT**.*

Als ich mich selbst zu lieben begann,
habe ich mich von allem befreit, was nicht gesund für mich war,
von Speisen, Menschen, Dingen, Situationen
und von Allem, das mich immer wieder hinunterzog, weg von mir selbst.
Anfangs nannte ich das „Gesunden Egoismus“,
aber heute weiß ich, das ist
***SELBSTLIEBE**.*

Als ich mich selbst zu lieben begann,
habe ich aufgehört, immer recht haben zu wollen,
so habe ich mich weniger geirrt.
Heute habe ich erkannt: das nennt man
***BESCHEIDENHEIT**.*

Als ich mich selbst zu lieben begann,
habe ich mich geweigert, weiter in der Vergangenheit zu leben
und mich um meine Zukunft zu sorgen.
Jetzt lebe ich nur noch in diesem Augenblick, wo ALLES stattfindet,
so lebe ich heute jeden Tag und nenne es
***ERFÜLLUNG**.*

Als ich mich zu lieben begann,
da erkannte ich, dass mich mein Denken
armselig und krank machen kann.
Doch als ich es mit meinem Herzen verbunden hatte,
wurde mein Verstand ein wertvoller Verbündeter.
Diese Verbindung nenne ich heute
***WEISHEIT DES HERZENS**.*

Wir brauchen uns nicht weiter vor Auseinandersetzungen,
Konflikten und Problemen mit uns selbst und anderen fürchten,
denn sogar Sterne knallen manchmal aufeinander
und es entstehen neue Welten.
Heute weiß ich
***DAS IST DAS LEBEN** !*

Wie schaffe ich es mich selbst zu lieben?

Zuerst sollten wir gemeinsam herausfinden, wie es um deine Selbstliebe steht. Dafür nutzen wir einen einfachen, aber effektiven Trick. Stell dich dafür vor einen Spiegel und schau dich für ein paar Augenblicke an. Schau dir auch tief in die Augen. Wie fühlt sich das an? Würdest du gern wegsehen oder stört es dich überhaupt nicht? Welche Gedanken kommen dir in den Kopf? Folgend sagst du nun noch diesen Satz: „Dein Name, ich liebe dich!“. Wie fühlt sich das nun an?

Leg das Buch zur Seite und mach es jetzt gleich!

Wenn du dich ohne Probleme anschauen kannst und auch den Satz mit Leichtigkeit ausgesprochen hast, so ist deine Selbstliebe bereits auf einem guten Stand. Falls du aber einen inneren Widerstand gespürt hast und dich nicht voll und ganz überzeugen konntest, dass du dich selbst liebst, so ist das kein Problem, denn auch dafür habe ich natürlich eine Lösung.

Um deine Selbstliebe zu stärken musst du dich an drei grundlegende Regeln halten. Die erste Regel besagt, dass du in deinem Leben immer die Nummer eins sein solltest. Achte dabei nicht darauf, was andere über dich sagen oder was sie von dir erwarten. Dies hat auch nichts mit Egoismus zu tun, denn dahinter stecken gute Absichten. Du kannst anderen nur dann effektiv helfen, wenn du dir selbst zuerst geholfen hast. Nur wenn du Liebe für dich selbst empfindest, bist du in der Lage anderen echte Liebe zu schenken. Ist ja auch logisch. Wie willst du anderen gutes tun, wenn du mit dir selbst nicht im Reinen bist? Geht es dir nicht gut, so wirst du deine negative Stimmung bewusst oder unterbewusst auf andere ausstrahlen. Denke dabei auch wieder an die Projektion.

Regel Nummer zwei lehrt uns, nur dann zu helfen, wenn wir es wollen. Helfe anderen also nur dann, wenn du dich dafür bereit fühlst und genug Energie hast. Sicherlich wird es auch mal Situationen geben, in denen du stark sein musst und auch in schwierigen Zeiten für andere da sein solltest. Das beste Beispiel geben dabei Elternpaare ab. Sie müssen auch für ihre Kinder zur Stelle sein, wenn sie selbst wenig Energie besitzen oder krank sind. Diese Regel bezieht sich vielmehr auf die Kleinigkeiten. Oft helfen wir anderen Menschen, um in einem besseren Licht zu stehen und übernehmen uns. Wir sagen „Ja“ zum neuen Projekt des Chefs, obwohl wir noch mit dem alten zu kämpfen haben. Wir verpflichten uns unserem Freund gegenüber am Samstag beim Garagenbau zu helfen, obwohl wir unseren eigenen Garten zu pflegen haben. Ein Problem ist dabei auch, dass wir durch die ständige Hilfe für andere uns selbst vernachlässigen. Das wird uns auf Dauer unglücklich machen. Unsere schlechte Laune schieben wir dann auf die anderen Personen, weil wir sie unterbewusst für unsere Gefühle verantwortlich machen. Wir werden dann mürrisch und äußern uns eventuell auch negativ diesen Personen gegenüber. Doch die Schuld daran trägst nur du selbst, weil du wieder einmal „Ja" gesagt hast, obwohl du im Moment keine Zeit/Nerven für die Probleme anderer hattest.

Du solltest dir also immer genau überlegen, ob du im Moment Zeit für andere hast oder dich erst einmal um deine eigenen Angelegenheiten kümmern solltest. Denn wenn du für dich selbst arbeitest, wirst du Energie sparen und vielleicht sogar neue Kraft dazugewinnen. Sicherlich kennst du das Gefühl einer abgehakten To-Do-Liste. Ist doch super, oder? Hast du deine eigenen Angelegenheiten erledigt, kannst du im Nachhinein die verbleibende Energie für deine Mitmenschen aufwenden und dann bist du auch voll bei der Sache.

Mit der dritten Regel tauchen wir wieder in unser Unterbewusstsein ein. Sie besagt, dass du dir jeden Tag positive Sätze verinnerlichen solltest. Zu oft sprechen wir schlecht mit uns selbst. „Oh man bin ich fett geworden! Ich bin zu nichts zu gebrauchen. Bin ich blöd!". Da ist es klar, dass unser Selbstbewusstsein und schließlich unsere Selbstliebe darunter leiden. Versuche diese Sätze mit motivierenden und bestärkenden Wörtern zu ersetzen. „Okay ich habe ein wenig zugelegt, doch ich werde es schaffen, wieder auf mein Normalgewicht zu kommen! Heute habe ich diese Aufgabe nicht so gut erledigt, dafür werde ich es morgen besser machen!“ Ergänzen kannst du dies dann mit allgemeinen positiven Sätzen, den sogenannten Affirmationen. Dazu später mehr, hier ein paar Beispiele. „Ich liebe mich, weil....! Ich schaffe das! Ich bin heute super drauf! Ich stehe für mich selbst ein!“. Sätze wie diese werden durch ständige Wiederholung in unserem Unterbewusstsein gespeichert und beeinflussen somit unser passives Denken. Wir haben also häufiger positive Sätze in unserem Kopf, was uns mehr Energie gibt und uns auf Dauer glücklicher, effizienter, kraftvoller und selbstbewusster macht. Nutze hier auch wieder deinen Spiegel und sage dir diese Sätze jeden Morgen und Abend laut und mit Überzeugung ins Gesicht.

Damit du diese Regeln besser in deinen Alltag integrieren kannst, habe ich nun noch drei Übungen, die deine Selbstliebe steigern.

Übung 1 Der Morgen Booster

Diese Übung führst du jeden Morgen aus. Wenn du aufwachst, schließt du direkt wieder deine Augen oder hältst sie geschlossen. Anschließend nimmst du einen tiefen Atemzug. Nun sagst du dir bestimmte auserwählte Sätze auf, die du so jeden Tag wiederholst. Ein Beispiel wäre: „Ich freue mich auf diesen Tag. Heute werde ich gut drauf sein und mein Bestes geben. Ich liebe mich selbst und tue Dinge, die gut für mich sind. Ich bin dankbar für das Leben und bin bereit für den Tag!". Im Anschluss trinkst du ein großes Glas Wasser und machst beliebig viele Wiederholungen einer leichten Sportübung (Liegestütze, Kniebeugen, etc.). Die Kombination aus Beidem, der Flüssigkeitszufuhr und der Bewegung, wird deinen Körper aktivieren und dir ein gutes und energetisches Gefühl geben. Die aufgesagten Sätze werden sich mit der Zeit in deinem Unterbewusstsein verankern und dir positive Gedanken bringen.

Übung 2 Recovery

Diese Übung soll deiner Erholung dienen. Dafür legst du dir am besten eine genaue Zeit an einem ganz bestimmten Wochentag fest und wiederholst deinen selbst geplanten Ablauf dann auch wöchentlich. So könntest du beispielweise jeden Freitagabend von 18-21 Uhr nur für deine Erholung einplanen.

Speziell teilt sie diese Übung dann in zwei Abschnitte. Zuerst sollst du dir selbst ein gutes Körpergefühl beschaffen. Mache dafür alles was nötig ist, um dich frisch und sauber zu fühlen. Schneide deine Nägel, rasiere dich oder gehe duschen. Mach einfach das, was dir ein Gefühl der Frische bereitet.

Im zweiten Abschnitt geht es dann um die eigentliche Erholung. Vereinbare einen Massagetermin, lade deinen Partner zum Dinner ein oder nimm ein Bad. Auch hier sollst du für dich selbst festlegen, was dir am meisten Erholung bringt und diese Tätigkeit dann am besten zu einem wöchentlichen Ritual machen.

Sinn dieses Tages und der intensiven 1-2 Stunden ist es, dich selbst wieder auf Vordermann zu bringen und dein Wohlbefinden zu steigern. Dadurch wird es dir besser gehen und deine Selbstliebe weiter anfeuern.

Übung 3 Widerstand

Diese Übung braucht Zeit und soll sich gegen deinen inneren Kritiker wenden. Wenn du das nächste Mal deine innere Stimme hörst und sie etwas Negatives sagt, dann musst du aktiv dagegen vorgehen. Ersetze den negativen Gedanken bewusst mit einem Positiven. Sprich dir selbst Mut zu und lass dich von der inneren Stimme nicht beirren. Wenn du diese Übung öfter wiederholst, wird sie zu einem automatischen Prozess und findet dann irgendwann von ganz allein statt. Durch das Abschalten deines inneren Kritikers wirst du in Zukunft weniger an dir selbst zweifeln, dein Selbstbewusstsein steigern und somit wieder deine Selbstliebe verstärken.

Zum Abschluss habe ich nun noch eine Reihe an Tipps, die dir dabei helfen sollen, deine Selbstliebe zu stärken und zu festigen.

Nimm dir mehr Zeit für dich selbst. Halte dir am besten jeden Tag 30 Minuten für dich selbst bereit. Reserviere dir diese Zeit. Mach dir diese 30 Minuten zur Gewohnheit. In dieser Zeitspanne sollst du dich nur mit dir selbst beschäftigen. Du kannst eine Runde in einem ruhigen Gebiet (z.B. Wald) spazieren gehen und über deine aktuelle Situation nachdenken. Du könntest meditieren oder eine andere Tätigkeit ausführen, die dich beruhigt und glücklich macht. Ich zeichne seit meiner Kindheit sehr gern. Also setze ich mich jeden Abend zwischen 18.30-19.00 Uhr in mein Zimmer, sage meinen Mitbewohnern, mich während der nächsten 30 Minuten bitte nicht zu stören und zeichne. Egal wie schwierig der Tag war, nach dieser halben Stunde bin ich immer gelassen und gut drauf.

Gönn dir was. Wie lange ist es her, dass du dir was Gutes hast zukommen lassen? Verbinde diesen Tipp mit der Übung „Recovery". Gönn dir mal wieder eine Massage oder einen Saunagang. Gehe aus und lass es dir im Restaurant mal wieder so richtig schmecken. Du solltest dir wenigstens einmal pro Monat, am besten aber jede Woche etwas gönnen. Plane das Budget dafür ein und spare an anderer Stelle. Wenn deine finanzielle Lage dieses Unterfangen nicht zulässt, so kannst du dir auch kostenfreie oder günstige Dinge gönnen. Ein Spaziergang, ein selbst zubereitetes Steak oder ein Home-Dinner mit dem Partner können ebenfalls ein Gefühl der Zufriedenheit auslösen. Letztendlich geht es nur darum, dir eine kleine Belohnung für dein tagtägliches Schaffen zu geben.

Sei dankbar. Überlege dir am Ende des Tages, wofür du heute dankbar bist. Wofür dankst du dir selbst? Wofür dankst du dem Tag? Wofür dankst du deinem Leben? Dies können ganz einfache Dinge sein. Du könntest dir heute dafür danken, dass du wieder ein paar Seiten dieses Buches gelesen hast und dir damit Gutes tust. Du kannst deinem Tag danken, dass er sonnig war oder vielleicht auch verregnet und damit deine Pflanzen gewässert hat. Du kannst deinem Leben dafür danken, dass du einen weiteren Tag erleben durftest. Es gibt jeden Tag unzählig viele Dinge, die dich weiterbringen und dir Freude bereiten. Du musst sie nur sehen und schon hast du den nächsten Schritt zu wahrer innerlicher Freude geschafft.

Sei dein bester Freund. Du selbst solltest immer dein bester Freund sein. Wie würdest du ihn/sie behandeln? Gehe auch mit dir selbst mit den gleichen Taten und Wörtern um.

Verzeihe dir selbst. Es ist vollkommen in Ordnung Fehler zu machen. Werde dir darüber bewusst und verzeihe dir deine Missgeschicke. Löse dich von der Vergangenheit. Was geschehen ist, ist geschehen. Mach weiter, analysiere deine Fehler und lerne aus ihnen. Sei dankbar, dass du Fehler machen darfst. Ohne sie würdest du nicht wachsen.

Nimm das Leben nicht so streng. Sei locker und lass dir selbst und den Dingen in deinem Leben

Zeit. Es muss nicht immer alles auf Anhieb funktionieren. Vertrau einfach in den Prozess, denn du weißt, dass dich Übung besser macht und du am Ende der Reise dein Ziel erreichen wirst.

Lächle öfter. Unser Körper schüttet Glückshormone aus, wenn sich unsere Mundwinkel nach oben verziehen. Dies ist ein automatisierter Mechanismus und in unserem Innersten vorprogrammiert. Also...lächeln bitte!

Aber Achtung! Nicht übertreiben. Erinnerst du dich an die Busfahrer und Stewardessen? Wer zu häufig zwanghaft lächelt, sich aber eigentlich nicht wohl fühlt, erzeugt einen inneren Zwang.

Sei stolz auf deine Leistungen. Verbinde diesen Punkt mit der Dankbarkeit. Wenn du am Ende des Tages ins Bett gehst, kannst du ebenfalls überlegen, auf was du heute stolz bist. Hast du ein Projekt erfolgreich abgeschlossen? Hast du etwas für dein Wohlbefinden getan? Hast du heute Sport getrieben? Auch hier kannst du vieles aufzählen und findest jeden Tag mindestens eine Sache, auf die du stolz sein kannst.

Liebe deine Mitmenschen. Verzeihe deinen Mitmenschen und lächle sie öfter an. Sei ihnen nicht böse, denn du weißt, dass auch sie so sind wie du und Fehler machen. Wenn dir jemand etwas

Böses tut, so steht immer eine Vorgeschichte dahinter. Wenn dich jemand emotional verletzt, dann wurde diese Person eventuell selbst schon oft enttäuscht und handelt deshalb ähnlich. Wenn dir jemand körperlichen Schaden zufügt, so macht er das eventuell nur, weil er in seiner Kindheit mit diesen Schmerzen zu kämpfen hatte und es nicht anders „gelernt" hat. Verzeihe den Menschen, die dich verletzen, denn du weißt, dass sie selbst verletzt sind. Dies gibt dir eine enorme Kraft und steigert im Gleichen deine Selbstliebe. Du bist nicht mehr von den Gedanken und den Taten anderer abhängig. Du handelst mit guten Absichten, obwohl dir Schlechtes zugefügt wurde und das fühlt sich unglaublich befriedigend an.

Aber Achtung! Du sollst nun nicht wieder den Problemen anderer nachlaufen. An erster Stelle stehst immer du selbst! Hilf anderen nur, wenn du dir selbst zuerst geholfen hast.

Lieber Leser, wir haben nun gelernt wie wir uns ein solides Fundament schaffen können, um im Folgenden ein positives Gedankenkonstrukt zu errichten. Du solltest bereits nach der Anwendung der gelesenen Tipps und Übungen eine Veränderung in deinem Denken und Handeln feststellen können. Denn die Befreiung vom Negativen bringt automatisch mehr Positivität. Im vergangenen Kapitel hast du eine Menge an hilfreichen Tipps erfahren. Es ist nicht leicht alles auf einen Schwung umzusetzen. Am Besten machst du dir ein paar Notizen oder liest einfach nochmal über das Kapitel. Gehe die Dinge einzeln an und lass dir Zeit mit der Umsetzung.

Teil VII:

Positives Denken anwenden

Nun, da wir uns eine Grundlage geschaffen haben, wird es Zeit das eigentliche positive Denken zu erlernen. In diesem Kapitel werde ich dir zeigen, wie du mit Hilfe verschiedenster Techniken ein optimistisches Gedankenkonstrukt errichtest und dieses dann zu deinem Vorteil einsetzt. Du wirst lernen, was es mit den effektivsten Methoden auf sich hat. Dazu gehören vor allem Visualisierung und Affirmationen. Dabei werden wir erneut auf die wichtige Bedeutung des Unterbewusstseins stoßen.

Ich werde dir eine Menge hilfreicher Tipps geben, damit die Umsetzung so leicht wie nur möglich wird. Lass uns also direkt starten und dir den Weg in eine glücklichere Zukunft ebnen.

Die entscheidenden Tipps

Zuallererst möchte ich dir die wichtigsten Tipps mit auf den Weg geben. Sie sind ein entscheidender Faktor in der Umsetzung der Methoden und sollen den Prozess der Implementierung eines positiven Gedankenkonstrukts beschleunigen und festigen. Let's go!

Tipp #1: die richtige Wortwahl

Wenn wir uns ein positives Mindset aneignen wollen, so ist es vor allem wichtig auf die benutzen Worte zu achten. Denn das Gesprochene und Gehörte hat direkten Einfluss auf unser Unterbewusstsein. Je öfter wir bestimmte Wörter hören oder aussprechen, desto größer ist die Wahrscheinlichkeit, dass unser Unterbewusstsein genau diese Wörter hervorbringt und in unser passives Denken einspielt. Wenn wir häufig fluchen, so nimmt unser Unterbewusstsein diese benutzen Wörter auf und gibt sie in Momenten des unbewussten Denkens wieder.

Ich selbst habe dies mit eigenen Erfahrungen deutlich wahrnehmen können. Als ich jünger war, haben mich Videospiele stundenlang in ihren Bann gezogen. Dazu gehörten überwiegend Onlinespiele, in denen man gegen andere Spieler antrat und somit ein direktes Duell stattfand. Wenn ich gegen andere verloren habe, wurde ich schnell wütend. Ich habe dann des Öfteren geschimpft und geflucht und die Schuld immer wieder auf andere Dinge geschoben, obwohl ich innerlich genau wusste, dass ich einen Fehler begangen hatte, der schlussendlich zur Niederlage führte. Irgendwann hat dann das Fluchen überhandgenommen und ich machte es in Momenten, in denen ich eigentlich gar nicht fluchen wollte. Fast schon automatisch habe ich dann sogar bei Kleinigkeiten geschimpft. Ich merkte in diesen

Momenten, dass das ständige Schimpfen irgendetwas in mir beeinflusste und somit meine Wahl der genutzten Wörter zu einem gewissen Teil kontrollierte. Damals wusste ich nur leider noch nichts über die Macht des Unterbewusstseins. Nach dieser Erkenntnis begann ich dann mit der „Säuberung". Ich achtete öfter darauf, in Momenten der Wut weniger zu fluchen und siehe da, nach einigen Wochen hatte sich der Sachverhalt um 180° gedreht. Ich konnte all die negativen Wörter aus meinem Wortschatz verbannen und anstatt mich über andere Dinge aufzuregen, suchte ich nach meinen eigenen Fehlern. Ich wurde innerhalb kürzester Zeit viel besser in besagten Spielen und lernte eine wichtige Lektion für mein gesamtes Leben.

Anhand dieses Beispiels siehst du also wie unglaublich entscheidend deine Wortwahl in Momenten des aktiven bewussten Denkens ist. Denn die genutzten Wörter sind automatisch ein Teil deines bevorzugten Wortschatzes.

Überlege dir, wie du sprechen möchtest und achte in den kommenden Wochen auf deine Wortwahl. Gibt es bestimmte Verhaltensweisen und Wörter, die du verändern möchtest? Dann werde aktiv. Am Anfang wirst du eventuell eine Weile benötigen. Wenn dir im Alltag eine Situation auffällt, in der du ein unerwünschtes Wort verwendest, so mache dir bewusst, dass du dies verändern möchtest. Je häufiger du dies tust, desto seltener wird das Wort in deinem Sprachgebrauch vorkommen.

„Achte auf deine Gedanken, denn sie werden Worte.

Achte auf deine Worte, denn sie werden Handlungen.

Achte auf deine Handlungen, denn sie werden Gewohnheiten.

Achte auf deine Gewohnheiten, denn sie werden dein Charakter.

Achte auf deinen Charakter, denn er wird dein Schicksal.“

- Talmund -

Tipp #2: Suche nach dem Guten

Es ist unglaublich hilfreich, wenn du in allen Lebenslagen und in allem was du erlebst etwas Gutes sehen kannst. Egal wie schlecht es dir geht, egal wie schwierig eine Situation auch sein mag, du solltest immer versuchen die guten Dinge zu sehen und dir somit jeglichen Druck zu nehmen.

Das hilft dir dabei in Ruhe und Gelassenheit über die Situation nachzudenken und wird zu besseren Ergebnissen führen. Diese Angewohnheit gibt dir mehr Motivation und kann in Momenten der Furcht, der Traurigkeit, der Wut oder des Schams zu deinem stärksten Verbündeten werden.

Denn das was passiert ist, ist passiert. Du kannst es nicht mehr rückgängig machen. Wenn du lernst, die guten Dinge zu sehen, so wirst du ebenfalls lernen in diesen Momenten deine größten Chancen wahrzunehmen und schlussfolgernd die besten Möglichkeiten zu wählen. Du wirst es meistern aus schlechten Situationen das Beste zu machen und alles zum Positiven zu wenden. Du wirst Fehler nicht mehr als eine negative Sache betrachten, da du weißt, dass dich jeder Fehler besser macht.

Anfangs wird dir die Anwendung dieses Tipps eventuell noch etwas schwierig fallen. Doch wie bei allen anderen Dingen im Leben wirst du auch hier mit genügend Übung besser werden. Sicherlich werden dir auch Situationen entgegenkommen, die dir im ersten Moment nichts Positives zeigen. Ein schwerer Unfall oder ein schmerzlicher Verlust sind natürlich nicht so einfach zu umgehen. Trotzdem wird dir jeder noch so kleine Lichtblick dabei helfen die Situation zu verarbeiten und dich dabei unterstützen mit der Vergangenheit abzuschließen.

Auch hier habe ich ein kleines Beispiel aus meinem Alltag. Ich bin begeisterter Sportler und spiele nun schon seit vielen Jahren Fußball. Dabei ist mir über die Zeit hinweg aufgefallen, dass es zwei Arten von Menschen gibt, wenn wir über das Handeln in Abhängigkeit von bereits vergangenen Situationen sprechen. Zur Veranschaulichung nutze ich ein Fußballspiel, indem meine Mannschaft mit 0:2 zur Halbzeit zurückliegt. Nun gibt es den ersten Verhaltenstyp, der sich in der Pause aufregt und den Kopf hängen lässt. Er sucht den Fehler bei anderen, bevorzugt beim Schiedsrichter, findet tausend Ausreden für die schlechte Leistung und sitzt mit nach unten verzogener Miene in der Kabine. Er versucht bereits jetzt eine Niederlage zu erklären, obwohl es erst 0:2 steht und ein Unentschieden/Sieg noch durchaus möglich ist. Er hängt in der Vergangenheit und kann das, was gerade stattfindet nicht akzeptieren. Es ist ihm nicht möglich die gegenwärtige Situation anzunehmen und das Beste daraus zu machen. Unser zweiter Verhaltenstyp zeigt ein komplett gegensätzliches Verhalten. Er sitzt mit breitem Lächeln in der Kabine und freut sich darüber in die zweite Halbzeit starten zu können. Er motiviert die anderen, erkennt seine eigenen Fehler und hat keine Angst vor einer möglichen Niederlage, da er an einen positiven Ausgang des Spiels glaubt. Er akzeptiert die gegenwärtige Situation, nimmt die Vergangenheit an und sieht seine Möglichkeiten für die Zukunft.

Als ich einen meiner positiv denkenden Mitspieler fragte, warum er so denkt, sagte er: „Schau mal Richard, es steht im Moment 0:2. Daran können wir auch nichts mehr ändern. Alles was uns bleibt ist die zweite Halbzeit. Also müssen wir jetzt besser spielen und dürfen den Kopf nicht hängen lassen. Ich jedenfalls will dieses Spiel nicht verlieren und werde dafür auch alles geben.“. Seine Worte haben mich in diesem Moment stark beeindruckt und unglaublich motiviert. Infolgedessen spielte auch ich besser. Mit dieser Art der Denkhaltung hat man also auch direkten positiven Einfluss auf seine Mitmenschen.

Interessant wird es dann, wenn wir uns wieder auf dem Spielfeld befinden. Unser erster Verhaltenstyp kommt voller Angst zurück. Er denkt an seine Fehler aus Halbzeit 1, die ihm unterbewusst klar sind und schränkt sich somit selbst ein. Er lässt sich von seinen negativen Gefühlen leiten, was nach meiner Beobachtung häufig zu weiteren Fehlern führt. Folglich entstand mehr Frust, Wut und Motivationsmangel, was die Situation weiter verschlechtert und sein Denken komplett lahmlegt. Er rechnet bereits mit einer Niederlage und so spielt er dann auch.

Unser Typ 2 zeigt nun wieder völlig entgegengesetzte Verhaltensweisen. Er glaubt an den Sieg und hat keine Angst. Er kennt seine Fehler aus der ersten Halbzeit und ist gewillt sich selbst zu verbessern, auch wenn er dabei weitere Fehler begeht. Aus diesen lernt er im Verlaufe des Spiels und sieht somit neue und bessere Möglichkeiten, um die Niederlage abzuwenden. Er ist voller Motivation, animiert seine Mitspieler und ist voller Energie. Sein positives Denken hilft ihm bei der Entscheidungswahl und gibt ihm die Überzeugung und den Glauben an sich selbst. Gewonnen haben wir das Spiel dann zwar trotzdem nicht, aber ich hatte im Nachhinein das Gefühl, mich verbessert zu haben. Ich konnte dieser eigentlich negativen Situation etwas Positives abgewinnen und das fühlte sich unglaublich gut an und gab mir für die Folgetage einen großen Motivationsschub.

Ich habe hier nun die beiden Randtypen vorgestellt. Die meisten Menschen bewegen sich natürlich zwischen diesen Extremen. Mit Hilfe dieses Beispiels möchte ich dir verdeutlichen, was die Fähigkeit „Das Gute in einer Situation zu sehen“ bewirken kann und wie sie dir hilft deinen Zielen näher zu kommen.

Tipp #3: Fehler sind eine Hilfestellung

Jede Niederlage kann dir dabei helfen im nächsten Versuch näher an den Sieg zu rücken. Jedes Beziehungsende kann dir dabei helfen in deiner nächsten Beziehung glücklicher zu sein. Jeder fehlinvestierte Euro kann dir dabei helfen deine nächste Investition in einen Erfolg zu verwandeln.

Ich sage hier mit Absicht „kann“, denn dein Erfolg hängt nur von einer Sache ab. Der Fähigkeit sich seiner Fehler einzugestehen und bereit zu sein, um aus ihnen zu lernen. Wenn du den Grund deiner Niederlage beim Schiedsrichter oder den schlechten Platzverhältnissen suchst, dann kannst du nicht besser werden. Wenn du die zerbröckelte Beziehung auf deinen Partner abwälzen willst, so kann auch deine folgende Beziehung nicht viel mehr Glück und Zufriedenheit bringen. Wenn du eine Fehlinvestition auf den Markt schiebst, so wird dich der Markt auch in deiner nächsten Investition übers Ohr hauen. Ich rede hier natürlich nicht von Glückssituationen, sondern von der Allgemeinheit. Um positiv zu denken ist es unglaublich wichtig deine Fehler als ein Teil von dir anzusehen. Sie geben dir Auskunft über die Dinge in deinem Leben, die du verbessern kannst. Du solltest also lernen vor deinen Fehlern keine Angst zu haben. Am einfachsten geht das meiner Meinung nach, wenn du dich über deine Misserfolge freust. Nicht weil du verloren hast, sondern weil sich dir nun neue Möglichkeiten bieten und du wieder etwas lernen konntest. Dazu musst du deine Fehler wahrnehmen, sie dir eingestehen und nach Wegen suchen, um diese in der Zukunft zu vermeiden.

Wir können hier wieder an das Beispiel aus dem vorherigen Tipp anschließen. Auch hier ist mir etwas Beeindruckendes aufgefallen. Die Spieler, welche sich im Training über ihre miserablen Schussversuche aufregen und die Ursache wieder in anderen Dingen suchen, entwickeln sich nur langsam weiter. Ihre Trefferquote bewegt sich in der Folgezeit nur gering nach oben, wenn überhaupt. Entgegengesetzt stehen die Spieler, die bereits im Spiel ein positives Gedankenkonstrukt aufgezeigt haben. Sie regen sich nicht über die Platzverhältnisse oder den Ball auf. Stattdessen gehen sie schnellen Schrittes zur Ausgangsposition zurück und probieren es erneut. Nach einigen Wochen habe ich nach genauer Beobachtung eine deutliche Verbesserung ihrer Trefferquote feststellen können.

Tipp #4: klarer Verstand

Wer positives Denken dauerhaft in seinem Leben implementieren möchte, der sollte stets versuchen einen kühlen Kopf zu bewahren. Es wirkt sehr unterstützend, wenn unsere innere Gefühlslage beruhigt ist und wir einen klaren Gedankengang besitzen. Dies ermöglicht uns wiederum einen geschärften Blick auf alle vorhandenen Möglichkeiten und Chancen und führt in dessen Folge zu besseren Entscheidungen. Damit können wir unsere Ausgangslage in jeder erdenklichen Situation verbessern, was uns zu mehr Freude bringt und somit unser positives Gedankenkonstrukt stärkt. Dafür ist es wichtig, dass wir uns Zeit für uns selbst nehmen. Dies wird uns dabei helfen, unseren Geist und unseren Verstand zu beruhigen. Außerdem haben wir so die Möglichkeit mehr über uns selbst zu erfahren. Dadurch können wir in allen Lebenslagen selbstbestimmt und nach unseren eigenen Prioritäten und Prinzipien handeln. Du solltest diese Zeit nutzen, um für dich zu klären:

- Ob du im Moment glücklich bist,
- Was du im Moment eigentlich wirklich willst,
- Wo du in den nächsten Jahren hin möchtest,
- Was du gerne verwirklichen möchtest,
- Ob dich deine Beziehungen (Freunde, Partner) glücklich machen,
- Ob dich deine Arbeit glücklich macht.

Je häufiger du Zeit mit dir selbst verbringst, desto tiefgründiger wirst du dir diese Fragen beantworten können. Dir werden ebenfalls weitere Fragen einfallen und so kannst du Schritt für Schritt herausfinden, was dich im Leben glücklich machen wird.

Wie gehst du das am besten an?

Einen freien Kopf zu bekommen ist gar nicht so schwer. Das kannst du auf vielen verschiedenen Wegen erreichen, doch es ist am effektivsten, wenn du mit dir allein bist. Du könntest zum Beispiel einen längeren Spaziergang machen. Empfehlenswert ist dafür eine gemütliche Runde am Abend. Dir werden weniger Passanten begegnen und eventuell findest du einen Platz, an dem du dich für ein paar Minuten niederlassen kannst. Suche dir ein neues Hobby. Hier sind ein paar Tätigkeiten, die erwiesenermaßen eine beruhigende Wirkung erzielen:

- Handarbeiten wie Nähen, Häkeln und Stricken
- Basteln, Zeichnen und kreativ sein
- Gärtnern
- Kochen und Backen (Grillen auch)
- Arbeiten in Werkstatt, Garage und Co.

Weiterhin könntest du dich mit Meditation ausprobieren. Laut Studien ist das eine der effektivsten Techniken, um innere Ruhe zu finden, den schleierhaften Nebel aus dem Kopf zu bekommen und den Umgang mit den eigenen Gefühlen zu stärken.

Für einen klaren Kopf ist dann auch die Akzeptanz von großer Wichtigkeit. Du musst lernen, Dinge so zu akzeptieren, wie sie sind. Vor allem wenn du keine Kontrolle darüber hast. Lasse sie los und akzeptiere die Gegenwart. Das kann eine Menge Platz in deinem Kopf schaffen und deine Sicht wieder etwas klarer werden lassen.

Ebenso hat das Zulassen von Emotionen positive Auswirkungen. Auch diesen Punkt haben wir nun schon mehrmals besprochen. Wenn du deine Gefühle annimmst, so lässt du inneren Druck ab. Achte dann aber im Folgenden wieder darauf, die entstehenden Gefühle loszulassen und dich nicht an ihnen festzubeißen.

Für einen klaren Kopf solltest du deinen Blick aber nicht nur nach innen richten. Ist dein Zuhause unordentlich, so kann auch dies einen negativen Effekt auf deine Gelassenheit ausüben. Ebenso können ewig lange „To-Do"-Listen ein Gefühl des Zwangs erzeugen. Nehme dir für deinen Folgetag nicht allzu viel vor. Verteile deine Aufgaben auf die gesamte Woche und mach dir selbst keinen unnötigen Stress. Vielleicht fallen dir ja noch weitere Dinge auf, die dich in deinem Alltag belasten und ein Gefühl des Stresses in dir auslösen.

Zusammengefasst noch einmal die wichtigsten Erkenntnisse:

- *Achte auf deine Wortwahl*
- *Suche das Gute*
- *Fehler sind hilfreich*
- *Ein klarer Verstand ist essenziell*

Die Hauptmethoden

Da wir nun wissen, welche Tipps uns dabei helfen werden unser positives Denken zu implementieren, sind wir bestens gewappnet, um die zwei wichtigsten Methoden kennenzulernen. In diesem Kapitel wirst du einen Einblick in die Kraft der Visualisierung erhalten. Ebenfalls erfährst du, wie versprochen, was es mit Affirmationen auf sich hat und wie wir diese richtig anwenden. Beide Methoden sind ausschlaggebende Erfolgsgaranten und werden dir dein neues Mindset ohne große Anstrengung beschaffen. Denn wir haben ja bereits gelernt, dass unser Denken zu einem großen Teil von unserem Unterbewusstsein abhängt. Wäre es da nicht am klügsten genau dieses zu verändern? Würde uns die Umstrukturierung unseres Unterbewusstseins nicht genau den Effekt bringen, den wir uns hier die ganze Zeit über erhoffen? Sehen wir es uns gemeinsam an!

Lass uns doch zuerst noch einmal schauen, wie unser Unterbewusstsein funktioniert. Dieses steuert all die Vorgänge in deinem Körper, welche automatisch ablaufen. Musst du nachdenken, um zu atmen? Musst du nachdenken, um dein Blut in die richtige Arterie zu führen? Musst du nachdenken, um deine Verdauung zu steuern? Nein, das sind Prozesse die unterbewusst stattfinden und automatisiert vom Gehirn gesteuert werden. Zum Glück! Zu diesen überlebenswichtigen, angeborenen Fähigkeiten kommen dann erlernte Prozesse hinzu. Als Kleinkind lernten wir das Laufen. Damals war das eine Mammutaufgabe und erforderte viel Zeit, Training und Aufmerksamkeit. Heute ist es eine verinnerlichte Fähigkeit, die uns keiner mentalen Energie beraubt. Es passiert einfach. Wir denken darüber nicht mehr nach. Ebenso das Autofahren. Anfangs muss man auf Alles und Jeden achten. Hier ein Schild. Dort ein Schild. Achtung, rechts vor links! Kupplung treten, Gang wechseln, Kupplung kommen lassen und Gas geben. Viele von uns waren mit dieser Aufgabe zu Beginn überfordert. Es waren einfach zu viele Informationen. Doch mit der Zeit haben wir dazu gelernt. Einige Dinge gingen uns in Fleisch und Blut über. Wer schon längere Zeit Auto fährt, der weiß, dass sich diese Fähigkeit zu einem Großteil automatisiert. Klar, man muss trotzdem konzentriert bei der Sache sein und darf die Straße nicht aus dem Blick verlieren. Doch all die Kleinigkeiten, wie Schalten, Straßenschilder wahrnehmen oder das Blinken beim Abbiegen passieren nahezu unterbewusst und erfordern keiner großen Überlegungen. Vielleicht kennst du sogar den Moment, wenn du nach 10 Minuten Autobahnfahrt aus deiner Trance erwachst und dich fragst wer in den letzten Minuten eigentlich das Auto gefahren hat? Du jedenfalls warst es nicht, denn du warst tief in deinen Gedanken verloren. Der Fahrer war dein eingebauter Autopilot, dein Unterbewusstsein. An diesen Beispielen können wir also erneut erkennen, dass viele Prozesse und Gedankengänge aus unserem passiven unterbewussten Denken kommen. Je länger, häufiger und intensiver wir einen Prozess ausführen, desto tiefer geht er in unser Unterbewusstsein ein, bis er irgendwann nahezu automatisch abläuft.

Ich habe es bereit zu Beginn des Buches erwähnt. Studien haben festgestellt, dass nur etwa 3-5% unserer täglichen Gedanken dem aktiven Denken entspringen. Die große Masse kommt also aus dem Unterbewusstsein. Wir handeln also nicht wirklich willkürlich. Wir könnten uns eher mit einem Computer vergleichen, der nach einem ihm aufgespielten Programm handelt. Wir sind das, was sich in unseren Tiefen der Gedanken befindet. Wie sonst könnte man erklären, dass etwa 8% der Bevölkerung unter Klaustrophobie leiden? Warum kann Max sich einfach nicht dazu überwinden in den Fahrstuhl zu steigen, während sich seine Freunde voller Erleichterung hineinquetschen? Warum kann sich der 40-jährige nicht dazu ermutigen für nur eine Minute diesen kleinen Raum zu betreten, um sich Mühe und Zeit zu sparen? Diese Angst entsteht nicht in seinem aktiven Bewusstsein. Er weiß natürlich, dass die Chancen, dass die Türen nicht mehr aufgehen und er gefangen ist verschwindend gering sind. Schuld an dieser Angst ist einzig und allein sein Unterbewusstsein. Eventuell hat er in jungen Jahren eine einschneidende Situation erlebt. Möglicherweise war er für längere Zeit in einem engen Raum eingesperrt. Diese negative Erfahrung hat sich in sein Unterbewusstsein gebrannt und beeinflusst nun sein Denken. Er verliert den Draht zur Realität. Schon beim Betrachten eines Fahrstuhles aus der Ferne schießen ihm die Gedanken und Gefühle aus damaliger Zeit in den Kopf und belegen ihn mit Angst und Unwohlbefinden. Die anderen können das nicht so ganz verstehen. Im 10. Stock angekommen gehen alle zusammen auf den Balkon, einschließlich dem durchgeschwitzten Max. Außer Tim, er hat seit seinem 8. Lebensjahr Höhenangst. Damals stand er mit dem Rest der Truppe am Rande einer 3 Meter hohen Klippe im alten Steinbruch. Unter ihm brach ein Stück des Felsens und er rutschte in die Tiefe. Dabei brach er sich sein linkes Bein und seinen rechten Arm. Diese Erinnerung blieb ihm bis heute im Gedächtnis und obwohl er als Bauingenieur weiß, dass der Balkon mit einer Wahrscheinlichkeit von 99,999% nicht abstürzt, traut sich Tim nicht über die Schwelle. Später sitzen die Freunde im Wohnzimmer und Max packt zu seinem Geburtstag eine Flasche Tequila aus. Sie geht die Runde herum bis zu Alex. Er gibt sie jedoch weiter. Früher hat er Tequila geliebt und war auf Partys immer der erste an der Flasche. Vodka und Rum mochte er nie so richtig, doch die mexikanische Spirituose trank er immer gern. Doch als er sich auf der damaligen Geburtstagsparty zum 25. von Tim übernahm und die ganze Nacht über der Toilette hing, endete auch diese Liebe. Der bloße Geruch des Getränks bringt heute einen Würgereiz in ihm hoch.

Mit dieser kleinen Geschichte möchte ich dir noch einmal verdeutlichen wie abhängig wir von dem bereits Erlebten sind und wie sich gewisse Erlebnisse in unserem tiefsten Inneren verankern und unser Denken bestimmen. Du bist nicht das was du im Moment denkst. Du bist immer das, was du erlebt hast, was du gelernt hast und was du mit deinen Sinnen wahrgenommen hast.

„Wir sind, was wir denken. Alles, was wir sind, entsteht aus unseren Gedanken. Mit unseren Gedanken formen wir die Welt.“

- Buddha -

Doch zum Glück haben wir als Menschheit eine Möglichkeit gefunden, um dies ein wenig zu beeinflussen. Denn auch unser Unterbewusstsein ist veränderbar. Zwar bleibt alles in diesem riesigen Speicher vorhanden, sodass wir keine Möglichkeit haben Dinge auf ewig zu vergessen. Doch wir können unser Programm umschreiben. Wir können uns selbst umprogrammieren. Man könnte es wie einen Filter verstehen. Mit dem richtigen Programm werden uns nur die Dinge auffallen, die wir uns vorher einprogrammiert haben. Dazu wieder ein kleines Beispiel für das bessere Verständnis.

Tim hat sich in seiner Lebenszeit nie für den Markt oder die Wirtschaft interessiert. Für ihn war immer nur das Erbauen von Gebäuden interessant, weshalb er auch Bauingenieur wurde. Seine Finanzen, die Auftragsbeschaffung und die generelle Marktpräsenz seiner Firma überließ er seinen Angestellten. Er selbst saß von morgens bis mittags im Büro und plante die neuen Projekte. Am Nachmittag fuhr er dann auf die Baustellen und unterstützte seine Monteure mit Rat und Tat. Nach 30 Jahren hat er aber nun die Nase voll vom Unternehmerleben und verkauft seine Firma. Letztes Wochenende besuchte Tim, gezwungen von Max, eine Börsenmesse und irgendwie fesselte ihn der eine Vortrag über das Day-Trading. Es klang spannend und so beschloss Tim, seine neu gewonnene Zeit in dieses Thema zu stecken. Er beginnt nun jeden Tag neues Wissen aufzuschnappen. Am Morgen liest er in der Wirtschaftszeitung und erfährt viele Dinge über den Markt. Gegen Mittag setzt er sich dann an seinen Laptop und versucht zuerst mit geringen Einsätzen sein neu gewonnenes Wissen anzuwenden. Wenn er am Abend noch ein wenig Zeit findet, so beließt er sich über die besten Strategien und den richtigen Einsatz von Charts. Nach einigen Wochen geht er in die Stadt. Er war schon lange nicht mehr hier. Sonst ist Tim immer durch die Straßen gelaufen und hat hier und da die Gebäude betrachtet. Ihm sind Gedanken zur Bausubstanz, zur Statik des Hauses oder zum äußerlichen Erscheinungsbild in den Kopf gekommen. Teilweise kamen ihm auch neue Ideen für seine eigenen Projekte. Er war dann immer in seiner Welt des Bauens. Dieses Mal war es aber anders. Die Gebäude interessierten ihn nicht mehr so sehr. Stattdessen fielen ihm Werbebanner auf, die für verschiedenste Broker und Börsenplätze warben. Bei dem einen könnte er 0,5% Ordergebühr einsparen. Der andere bot ihm eine größere Auswahl und an der nächsten Bushaltestelle hing ein Plakat, welches seinen jetzigen Anbieter vertrat. Im Bus hörte er vor sich zwei junge Männer sprechen. Sie unterhielten sich über die neusten Charttechniken und den richtigen Einsatz dieser Programme. Sofort entstanden Gedanken in Tims Kopf. Er überlegte, ob er sich auch die Software kaufen sollte und inwiefern er sie für seine Zwecke einsetzen könnte. Sofort öffnete er den Browser seines Handys und gab den Namen des Programmes ein. Er las sich den Produkttext durch und stellte erste Berechnungen zur Steigerung seiner Rendite an. Nach einiger Zeit steckte er das Handy wieder weg und verlor sich in seinen Gedanken. Erst jetzt fiel ihm auf, dass er heute gar nicht sein Lieblingsgebäude, den alten Dom, betrachtet hat. Dabei ist er doch an ihm vorbeigegangen.

An der Geschichte Tims kannst du sehen, was ich mit dem „Filter“ gemeint habe. Sicherlich fallen dir auch eigene Beispiele ein, die ähnlich verlaufen sind. Unser Denken wird zu einem großen Teil von unseren unterbewussten Gedanken geleitet. Da sich Tim seit Wochen mit der Börse beschäftigt hat, richtete sich nun auch seine Aufmerksamkeit auf dieses Thema. Ihm fielen Dinge auf, auf die er zuvor nie geachtet hat. Das ist auch der Grund für das verpasste Betrachten des Doms. Mit dem Bauingenieurwesen hatte er seit Wochen nichts mehr zu tun, also verlor er auch die Aufmerksamkeit für die zugehörigen Komponenten. Dieser Filterfokus funktioniert auf visuellem, wie auch auf auditivem Weg. Durch den Fokus auf eine bestimmte Sache, lernt dein Unterbewusstsein, dass diese Themen im Moment Priorität haben. So werden also auditive Signale (z.B. Wörter) und visuelle Signale (z.B. Plakate) wahrgenommen, die in Zusammenhang mit deinem Fokus liegen. Je häufiger und intensiver du dich mit einer Sache beschäftigst, desto häufiger und intensiver wirst du dazugehörige Signale aus deinem Umfeld wahrnehmen. Wir können unseren Fokus also ganz speziell auf bestimmte Dinge in unserem Leben lenken. Das ermöglicht uns dann eben auch, uns weniger auf negative Signale zu versteifen und stattdessen die guten Dinge im Leben wahrzunehmen.

Unsere gemeinsame Aufgabe wird also nun darin bestehen, deinem Unterbewusstsein die richtigen Filter einzuprogrammieren, damit dir in Zukunft häufiger die Sonnenseite des Lebens zum Vorschein kommt. Um dies zu erreichen werden wir uns mit den zwei effektivsten Methoden auseinandersetzten.

Visualisierung

In diesem Kapitel wollen wir uns intensiv mit Methode 1 beschäftigen. Das Visualisieren ist im Grunde nichts Neues, denn bereits unsere Urahnen konnten sich Bilder verinnerlichen. Allerdings geschah dies eher passiv. Später entdeckten die Mönche die Kraft der Methode und nutzten diese nun bewusst in ihren Meditationsübungen. In unserer heutigen Gesellschaft erlangt die Visualisierung von Tag zu Tag mehr Interesse. Besonders viele junge Leute setzen sich mit dieser Thematik auseinander und versuchen die erfolgsversprechende Übung in ihren Alltag zu integrieren. Das Schöne daran ist, dass Visualisierung bereits wissenschaftlich erprobt und bestätigt wurde. Studien zeigten auf, dass die richtige Anwendung der Übung einen erheblichen Einfluss auf unsere Gedanken und somit auf unser Unterbewusstsein besitzt.

Ein Experiment zeigte dabei unglaubliche Erkenntnisse. Eine Gruppe von Teilnehmern wurde in zwei Lager aufgespaltet. Alle Beteiligten gaben vor Beginn des Tests an, keine besonderen Fertigkeiten im Sport Volleyball zu besitzen. Dies wurde dann überprüft, indem jede einzelne Person eine bestimmte Anzahl an Aufschlägen durchführen musste. Die Ergebnisse waren von Person zu Person unterschiedlich. Jedoch wurden alle Ergebnisse festgehalten und anschließend wurde ein Durchschnitt gebildet. Der erste Teil der Gruppe bekam in der folgenden Woche eine halbe Stunde Training pro Tag und übte ausschließlich Aufschläge. Die Testpersonen aus Gruppe 2 durften nicht trainieren. Sie wurden stattdessen in einen ruhigen Raum ohne Ablenkungen gesetzt. Die einzige Aufgabe für die 30 Minuten pro Tag: Schließt eure Augen und stellt euch vor, wie ihr Aufschläge trainiert. Dies geschah in den ersten drei Tagen der Woche. Am Donnerstag und Freitag sollten sie sich dann vorstellen, wie sie einen erfolgreichen Aufschlag ausführen. Zum einen wurde also das Training visualisiert und anschließend der daraus entstehende Erfolg.

Am Ende der Woche kamen alle Teilnehmer wieder zusammen und sollten nun die gleiche Anzahl an Aufschlägen wiederholen, wie zu Beginn des Tests. Die Personen aus Gruppe 1, also die Trainierenden, erwiesen sich als gute Schüler und so konnte ein deutlicher Anstieg ihrer Trefferquote festgestellt werden. Interessant war allerdings, dass Gruppe 2 ebenfalls sehr gut abschloss. Sie konnten ohne Übung nahezu den gleichen Zuwachs an Treffern realisieren. Dies geschah durch die bloße Visualisierung des Prozesses und des Erfolgs. Wenn also allein die Visualisierung ausreichend ist, um bestimmte Prozesse in unserem Leben zu verbessern, was passiert dann, wenn wir Übung und Visualisierung kombinieren?

Wie funktioniert die Visualisierung?

Im Grunde versuchen wir uns Bilder in unseren Kopf zu rufen. Wir achten aktiv und bewusst darauf, unsere Gedanken zu steuern. Somit können wir über konstante Anwendung unser Unterbewusstsein beeinflussen. Warum funktioniert das? Weil unser Gehirn nicht zwischen echten und erzeugten Bildern unterscheiden kann. Diese Beeinflussung führt dann wieder zu einer Umstrukturierung deines Filters und infolgedessen ändern sich auch deine Gedanken und deine Gefühle. Die Änderung dieser bewirkt dann eine Denkhaltung, die deinen Zielen und Wünschen angepasst ist und verursacht somit neue Handlungen. Erinnere dich an das Zitat von Talmund.

Gedanken → Worte → Handlungen → Gewohnheiten → Charakter → Schicksal

Viele gehen auch mit der zu Beginn des Buches erwähnten Quantendenkweise an die Visualisierung heran. Sie sind der Meinung, dass eine Vorstellung und Verinnerlichung bestimmter Gedanken deine Energie und somit deine Schwingungen beeinflusst. Deine veränderte Energie, welche abhängig von deinen Gefühlen ist, beeinflusst also deine selbst erzeugten Schwingungen. Diese wirken sich dann auf dein Umfeld aus und ziehen Menschen, Dinge und Situationen mit der gleichen Schwingung/Energie an. Stellst du dir also vor reich zu sein und fühlst du diesen Gedanken auch mit wahren Gefühlen und ohne Widerstand, so wirst du automatisch ein Geldmagnet.

Ob man der Quantendenkweise nun Glauben schenken mag oder nicht, ist natürlich jedem selbst überlassen. Wichtig ist nur, dass du an die Kraft deiner Gedanken glaubst und weißt, dass die Visualisierung funktioniert.

Wie visualisiere ich richtig?

Bevor wir zur Schritt-für-Schritt-Anleitung kommen, möchte ich dir noch ein paar Voraussetzungen mit auf den Weg geben, damit du das maximale Potenzial herausholen kannst.

Die Visualisierung solltest du immer in einer ruhigen Umgebung durchführen. Es ist also ratsam, sich einen Ort zu suchen, der keine hörbaren Ablenkungen aufweist. Du solltest während des Prozesses nicht gestört werden. Vermeide also die Nähe zu anderen Personen und versuche alle auditiven Signale so weit wie möglich einzuschränken. Auch deine anderen Sinne sollten möglichst wenig beeinflusst werden. Du könntest beispielweise deine Mitbewohner bitten, dich für die nächsten 10-30 Minuten nicht zu stören. Vielleicht kennst du ja auch ein ruhiges Örtchen im Freien. Sicherlich wirst du den richtigen Platz für dich finden.

Der zweite Faktor beschreibt das Timing. Du kannst natürlich zu jeder Tageszeit visualisieren, doch am effektivsten ist die Durchführung entweder direkt nach dem Aufstehen oder kurz vor dem Schlafengehen. Warum? Weil unser Unterbewusstsein zu dieser Zeit am aktivsten ist. Unser Gehirn kann in verschiedenen Zuständen verweilen. Dabei zeigt jeder Zustand eine andere Wellenfrequenz auf. Diese Wellen sind einfach gesagt die Summe aller elektrischen Aktivitäten unserer Großhirnrinde. Diese kann man dank moderner Technik mit Hilfe eines EEG (Elektroenzephalogramm) messen und analysieren. Wenn du mehr zu den Frequenzen unseres Gehirns wissen willst, kannst du kurz zum Kapitel „Extrawissen" am Ende des Buches springen. Ich warte hier auf dich.

Nach langer Forschung konnten Wissenschaftler erkennen, dass sich unser Gehirn während des Schlafes überwiegend im Zustand der Theta- und Deltawellen befindet. Die Thetawellen treten dabei vermehrt in der REM-Phase unseres Schlafes auf. In dieser Zeitspanne haben wir besonders viele Träume. Die Deltawellen hingegen sind während des Tiefschlafes sehr präsent. In dieser Phase erfahren wir maximale Erholung und Entspannung. Beide Frequenzen können mit dem Unbewussten beziehungsweise mit dem Unterbewusstsein in Verbindung gebracht werden.

Wenn wir zu regelmäßigen Zeiten schlafen gehen, also zum Beispiel jeden Abend 23 Uhr ins Bett gehen und jeden Morgen um 7 aufstehen, so prägen sich unser Gehirn und unser Körper diese Zeiten ein und steuern automatisch die Frequenzen des Gehirns. Ist es nun 23 Uhr, so verstärken sich die Thetawellen in unserem Gehirn. Wir werden müde und unser Bewusstsein lässt langsam, aber sicher nach. Es kommt zu einer Vermischung der Thetawellen mit den Frequenzen des Wachzustandes. Während des Schlafs befinden wir uns dann größtenteils im Bereich der Theta- und Deltawellen. Gegen 7 klingelt dann unser innerer Wecker und unser Gehirn erhöht die Anzahl der Wellen des Wachzustandes. Kurz nach dem Erwachen haben wir aber trotzdem noch einen hohen Anteil an Thetawellen. Wie bereits erwähnt, stehen diese in enger Verbindung mit unserem Unterbewusstsein. Denn sie treten verstärkt während des Träumens auf und in Träumen verarbeitet unser Unterbewusstsein das Erlebte und Gelernte. Wenn wir die Visualisierung direkt vor dem Schlafengehen oder kurz nach dem Erwachen durchführen, so befindet sich unser Gehirn weiterhin im Frequenzbereich der Thetawellen. Das bedeutet also, dass die erzeugten Bilder und Gedanken direkten Zugang zum Unterbewusstsein besitzen oder zumindest leichter in dieses eindringen können, als in Zuständen des Wachseins. So können wir also durch das richtige Timing die Visualisierung stärker auf unser Unterbewusstsein einwirken lassen und somit schneller und effektiver unser Gedankenkonstrukt verändern. Für das richtige Timing ist es somit ebenfalls ratsam, feste Schlafzeiten zu besitzen. Versuche also jeden Tag zur gleichen Zeit ins Bett zu gehen und auch am Morgen zur gleichen Zeit aufzuwachen. Ganz nebenbei kann sich dies auch positiv auf deine Laune auswirken.

Neben dem Timing und dem richtigen Ort ist es ebenfalls entscheidend ruhig und entspannt zu sein. Es bringt nichts, wenn du aufgeregt bist oder keine klaren Gedanken fassen kannst. Versuche dich also vor einer Visualisierung erst einmal zu beruhigen. Atme für ein paar Augenblicke tief ein und aus und entspanne dich. Erst wenn du innere Ruhe findest, wird die Visualisierung maximal effektiv. Dieser Punkt spricht erneut für die Anwendung am Abend und am Morgen, denn da bist du meistens sowieso in einem entspannten Zustand.

Zu guter Letzt ist es dann natürlich auch wieder abhängig von der Anzahl der Wiederholungen. Anfangs ist es eventuell etwas schwieriger, die richtigen Bilder in deinem Kopf zu erzeugen und dann auch für längere Zeit zu halten. Es kann durchaus vorkommen, dass deine Gedanken abschweifen und du deinen roten Faden verlierst. Das ist jedoch nicht so schlimm. Je öfter du dir ein bestimmtes Bild vorstellst oder eine Situation vorspielst, desto vertrauter wird dein Unterbewusstsein mit diesem Gedanken. Infolgedessen kommt dir dieser Gedanke nun auch wieder häufiger in den Kopf und lässt sich im Verlaufe der Zeit leichter und intensiver festigen. Also üben, üben, üben!

Schritt-für-Schritt-Plan zum Visualisieren

Nun ist es soweit. Im Folgenden erhältst du meinen 5 stufigen Plan, um die Visualisierung erfolgreich umzusetzen. Viel Spaß!

1. Das Jetzt akzeptieren

Wir haben es nun schon oft genug gehört, doch es spielt eine so wichtige Rolle. Wenn du etwas in deinem Leben verändern willst, ist es nun einmal notwendig den jetzigen Zustand zu akzeptieren. Nehme dich der Wahrheit an und versuche dir nicht selbst etwas vorzuspielen.

Vor der Visualisierung ist es also ratsam, sich ein paar Augenblicke Zeit zu nehmen und über die aktuelle Lage nachzudenken. Wo stehe ich gerade und wo möchte ich hin? Welche Gefühle erzeugt das in dir?

2. Loslassen

Im zweiten Schritt versuchst du dann von diesen Gefühlen loszulassen. Du hast die derzeitige Lage angenommen und machst dir nun klar, dass es Zeit ist, dich aus dieser Situation zu befreien.

Nutze dafür gerne die Technik, über die du bereits weiter vorn im Buch erfahren hast.

3. Dankbarkeit empfinden

Nun wollen wir uns für die Visualisierung vorbereiten, indem wir dankbar sind. Dieser Schritt ist sehr wichtig, denn wie du gleich noch erfahren wirst, sind Gefühle eine entscheidende Zutat für das Rezept der Visualisierung. Überlege dir, für was du heute schon dankbar bist. Welchen Personen dankst du für welche Tat? Gibt es besondere Momente, die dich in den letzten Tagen mit Freude erfüllt haben und für die du nun dankbar sein kannst? Wofür bist du dir selbst dankbar? Es gibt genügend Dinge, du musst sie nur sehen. Durch die Dankbarkeit steigern wir unser Empfinden für positive Gefühle. Eventuell entsteht ein Kribbeln in deinem Bauch oder deinem Herzen. Das ist dann ein sehr gutes Zeichen und die perfekte Ausgangslage für die folgende Visualisierung.

4. Beginne mit der Visualisierung deiner Ziele, Träume und Wünsche

Nach der Vorbereitung wird es jetzt Zeit für das eigentliche Visualisieren. Du bist nun völlig entspannt und ausgeglichen. Schließe deine Augen, wenn du es nicht schon zuvor getan hast und beginne mit deiner eigenen Theateraufführung. Dafür gibt es nun zwei Herangehensweisen, die beide für sich selbst funktionieren, in Kombination aber den größten Effekt hervorrufen.

Am besten beginnst du damit, dir deine Wünsche im Prozess vorzustellen. Wie sieht der Weg zum Ziel aus? Was musst du tun, um dieses gewisse Ziel zu erreichen? Erinnere dich an das Volleyballspiel. Zuerst haben sich die Testpersonen beim Ausführen des Aufschlags vorgestellt. Nutze dafür all deine Sinne. Was siehst du auf dem Weg zum Gipfel? Welche Töne und Klänge stehen damit in Verbindung? Gibt es vielleicht sogar einen speziellen Geruch oder einen Geschmack? Was kannst du erfühlen? Welche Gegenstände sind in der Umgebung und wie fühlen sie sich an?

Das könnte dann in etwa so aussehen: Mein Ziel ist das Erreichen meines Traumkörpers. Auf dem Weg dahin, sehe ich einen Waldweg, auf dem ich Joggen gehe. Der Wald ist lichtdurchströmt und es ist Frühling. Überall beginnt das Leben zu blühen und zu meiner Rechten hoppst ein Hase in den Wald hinein. Ich höre die Vögel zwitschern und unter meinen flinken Füßen knacksen kleine Zweige und das Laub aus dem Vorjahr. Mein Atem ist regelmäßig, aber intensiv. Ich höre den Klang der Einatmung durch die Nase, gefolgt vom Geräusch des Ausatmens durch den Mund. Der Wald riecht frisch und meine Nase ist völlig frei.

Der angenehme Duft des Waldes erzeugt ein Gefühl des Glücks in mir, denn ich bin gerne in der Natur. Dies gibt mir weitere Kraft und ich werde schneller und schneller. Der Mund ist feucht und ich kann einen leicht salzigen Geschmack vom Schweiß wahrnehmen. Ich fühle mich energetisch und habe noch viel Kraft, um weitere 3 Kilometer zu joggen. Meine Beine fühlen sich leicht an und rennen fast wie von selbst. Ich habe ein angenehmes Körpergefühl der Leichtigkeit und verspüre nur wenig Anstrengung. Doch ich merke, wie mich jeder Schritt meinem Ziel näherbringt. Ich fühle mich wohl.

Versuche dir den Prozess so detailliert wie möglich vorzustellen. Damit gibst du deinem Unterbewusstsein das Zeichen, dass du bereit bist für dein Ziel zu kämpfen. Infolgedessen werden sich diese Gedanken einprogrammieren und es dir demnächst erleichtern, dich selbst zu motivieren und die nötigen Schritte auch wirklich zu gehen, um deinem Wunsch näher zu kommen. Eine wirkliche Zeitangabe gibt es beim Visualisieren nicht. Doch je länger du die Übung ausführst, desto stärker gehen die Gedanken in dein Unterbewusstsein ein.

Nun kommen wir zum zweiten Schritt. Hier stellst du dir nun den eintretenden Erfolg vor. Im Volleyballexperiment war das der erfolgreiche Aufschlag. Die Testpersonen haben sich also vorgestellt, wie der Ball im gegenüberliegenden Feld landet. Projiziere also die Bilder und Situationen in deinem Kopf, die dich beim Erreichen und Genießen deines Zieles/Wunsches darstellen. Nutze auch hier wieder alle Sinne, um das Bild so detailliert wie möglich zu gestalten.

Beschreibe dafür also, um am vorherigen Beispiel zu bleiben, deinen Körper. Wie sieht er im gewünschten Zustand aus? Welche Eigenschaften machen ihn aus? Gibt es spezielle Klänge? Vielleicht sagt dir ja ein guter Freund, dass er neidisch auf deinen Körper ist und beglückwünscht dich. Hat das Erreichen des Ziels mit bestimmten Gerüchen oder Geschmäckern zu tun? Wie fühlt sich dein Körper an? Was spürst du, wenn du über ihn streichst? Welches Gefühl bringt er dir? Fühlst du dich leicht und attraktiv? Mit dieser letzten Frage kommen wir auch auf einen weiteren wichtigen Punkt im Thema der erfolgreichen Visualisierung.

Für eine effektive Visualisierung ist es unbedingt notwendig mit deinen eigenen Gefühlen zu arbeiten. Aus diesem Grund haben wir auch in der Vorarbeit versucht, positive Gefühle durch Dankbarkeit zu erzeugen. Denn durch diese erhalten unsere Gedanken einen höheren Wert. Sie sind dann für unser Unterbewusstsein wertvoller und wirken somit stärker auf dieses ein. Kannst du dich noch daran erinnern als du das erste Mal verknallt warst? Du hast ständig an deinen Schwarm gedacht und konntest den Gedanken an ihn/sie kaum noch unterdrücken. Das lag an den Gefühlen, die mit diesem Gedanken in Verbindung standen. Sie haben den Bildern in deinem Kopf einen Wert gegeben und dein Unterbewusstsein somit stärker beeinflusst. Folgend wurden diese Gedanken öfter aufgegriffen und somit auch häufiger in dein bewusstes Denken eingespielt.

Wir wollen also auch während der Visualisierung versuchen, unseren Gedanken einen höheren Wert zu geben, indem wir ihnen Gefühle anhängen. Stell dir dafür deine Gefühlslage vor, die beim Erreichen oder Leben deines Traumes in dir vorherrschend wäre. Wie würde sich das anfühlen? Wie glücklich würde dich das machen? Anfangs ist das Erzeugen von Gefühlen vielleicht noch nicht so einfach, doch auch das wirst du mit ein wenig Übung schaffen!

„Lehre bildet Geister, doch Übung
macht den Meister“

5. Lebe deine Visualisierung

Zum Schluss musst du nur noch eines tun. Beginne deinen Traum schon jetzt zu leben. Du hast dir mit Hilfe der Visualisierung die richtigen Gedanken eingepflanzt und weißt auch, welche Gefühle das Erreichen deines Ziels in dir auslöst.

Versuche anschließend diese Gefühle, Vorstellungen und Gedanken in deinen Alltag mitzunehmen. Sie werden dir die nötige Energie geben, um für die Erfüllung deines Traums zu kämpfen.

Denke immer daran:

Gedanken → Worte → Handlungen → Gewohnheiten → Charakter → Schicksal.

Kleiner Extratipp: Um deiner Visualisierung noch mehr Durchschlagskraft zu geben, kannst du dir die aufkommenden Hindernisse auf dem Weg zum Ziel vorstellen. Im Anschluss suchst du dir dann bereits in deinem Kopf Möglichkeiten, wie du diese Hindernisse durchbrechen kannst und veranschaulichst dies wieder mit Hilfe von Bildern. Denn Hindernisse werden kommen. Je größer das Ziel, desto schwieriger wird dein Weg. Wenn du schon im Vornherein die Grenzen in deinem Kopf brichst, so wird es in der Realität ebenfalls leichter sein, mit den Problemen klar zu kommen.

Du hast nun das Wissen, um die Visualisierung erfolgreich umzusetzen. Zögere nicht lange und probiere diese Methode gleich heute Abend aus! Denke auch immer daran, dass es ein wenig Zeit benötigt bis du erste Erfolge sehen kannst. Eine Veränderung deiner Gedanken kann nicht von heute auf morgen passieren. Es ist deshalb wichtig, die Visualisierung konstant über einen längeren Zeitraum anzuwenden. Am besten nutzt du sie einfach so lange, bis du an deinem Ziel angelangt bist. Dafür wünsche ich dir maximalen Erfolg!

Affirmationen

In diesem Kapitel werde ich dir die zweite Methode vorstellen, die du nutzen kannst, um deine Gedanken langfristig zu verändern. Doch lass uns zuerst einmal schauen, was genau eine Affirmation ist.

Der Begriff kommt vom lateinischen Wort „affirmatiō“ und bedeutete in vergangenen Zeiten „Versicherung“ oder „Beteuerung“ und wurde somit als eine bejahende Aussage oder als positiv ausgesprochener Satz definiert. Heute ergänzt sich der Begriff mit den Aspekten des Zielfokus und der Wiederholung. Eine Affirmation ist also eine sich wiederholende, zielfokussierte und positive Aussage. Hier ein paar Beispiele:

- „Ich bin gesund“
- „Ich habe viel Geld“
- „Ich bin glücklich und fühle mich wohl“

In einer experimentellen Studie wurde die Wirkung von Affirmationen geprüft. Alle Probanden bekamen eine Axt und wurden einem Haufen aus gleichmäßig zurechtgeschnittenen Holzstämmen zugeteilt. Diese sollten sie nun vierteln. Bei jedem wurde die Zeit gemessen und anschließend die Gesamtqualität der Scheitel bewertet. Anschließend teilte man alle Probanden in zwei Gruppen auf und verwies sie in zwei unterschiedliche

Räume. In beiden Zimmern befanden sich Kopfhörer, die die Teilnehmer nun aufsetzen sollten. Das gespielte Programm lief 30 Minuten und wurde in den folgenden 4 Tagen wiederholt. Jede Testperson hörte also 5 Tage am Stück zu je 30 Minuten das jeweilige Audioprogramm. Der Unterschied lag dabei in den Inhalten der Audios. Gruppe 1 hörte durchgehend negative Sätze, wie zum Beispiel: „Holzhacken ist langweilig“, „Ich habe keine Lust Holz zu hacken“ und ähnliches. Das Programm von Gruppe 2 hingegen verwendete nur positive Sätze, etwa solche wie: „Holzhacken macht Spaß“, „Ich freue mich aufs Holzhacken“ und ähnliches. Nach dem letzten Durchgang wurden alle Teilnehmer einem neuen Haufen zugeteilt, der dem aus Test 1 nahezu identisch war. Erneut wurde die Zeit gemessen und die Qualität bewertet. Nach Auswertung aller Daten stellten die Forscher fest, dass sich die durchschnittlichen Ergebnisse der beiden Gruppen deutlich verändert haben. Gruppe 1, also die mit dem negativen Audioprogramm, verzeichnete einen Anstieg der benötigten Zeit und gleichzeitig eine Verschlechterung der Qualität. Bei Gruppe 2 hingegen kam es zu einer Verkürzung der Arbeitszeit und einem leichten Qualitätsanstieg. Anhand dieser Studie sehen wir also, dass Affirmationen eine Wirkung erzielen können und uns beim Verändern unserer Gedanken und den daraus folgenden Handlungen behilflich sind.

Wie funktionieren Affirmationen?

Sie wirken nach unserem mittlerweile gut bekannten Schema nach Talmund:

(Worte) → Gedanken → Worte → Handlungen → Gewohnheiten → Charakter → Schicksal

Nur das wir hier vor den Gedanken noch einmal die Worte stehen haben, denn sie sind im Falle der Affirmationen unser Werkzeug, um die Gedanken zu erzeugen. Wir strukturieren durch regelmäßige Anwendung also erneut unser Unterbewusstsein um. Dies führt zu einem angepassten Filter und Gedankenfluss und wirkt sich auf unsere Gefühle und Sprache aus. Anschließend kommt es zu neuen Handlungen, die nun wieder dem angestrebten Ziel entsprechen. Es entstehen zielstrebige Gewohnheiten, die sich zum Teil auf unseren Charakter auswirken und schlussendlich unserem Schicksal, also dem Erreichen des Ziels, in die Hände spielen.

Wie affirmiere ich richtig?

Um die Technik der Affirmation richtig anzuwenden, ist es vorher erst einmal hilfreich über mögliche Fehler Bescheid zu wissen. Durch dessen Vermeidung maximieren wir die Wirkung der Übung und kommen somit schneller an unser Ziel.

Fehler Nr. 1

Zuerst ist es wichtig zu verstehen, dass Affirmationen kein Wunderheilmittel sind. Sie sollen dir lediglich eine Hilfestellung sein, um dich auf dein Ziel zu fokussieren und deine Gedanken zu verändern. Die Wirkung kann dabei natürlich von Person zu Person unterschiedlich sein. Du solltest also stets realitätsgetreu denken und dir nicht sagen: „Hey, ich nutze jetzt Affirmationen, also wird alles gut, egal was ich mache." Deine Gedanken und Handlungen werden sich zwar bei richtiger Anwendung an deine Wünsche anpassen, doch du musst auch gewillt sein für deine Träume zu arbeiten. Es wäre also falsch, am Morgen für Gesundheit und Fitness zu affirmieren und dann am Nachmittag 3 Stück Kuchen zu verspeisen. Denn dann können sich Affirmationen schnell gegen dich wenden. Denn wenn du versuchst dir etwas Positives zu verinnerlichen, in deiner Realität aber gegen diesen Glaubenssatz handelst und damit unterbewusst dein Versagen aufnimmst, so führen diese Affirmationen nicht zu Glück und Wohlbefinden, sondern zu einem inneren Widerstand, welcher das genaue Gegenteil bewirken kann. Das Selbige gilt auch für Visualisierungen!

Fehler Nr. 2

Im Weiteren machen viele den Fehler, ihre Affirmationen negativ zu formulieren. Du sagst: „Ich bin nicht ungesund“ und meinst damit: „Ich bin gesund“. Doch dein Gehirn verarbeitet diesen Satz anders als du ihn dir aufsagst. Für dein Gehirn kommen diese Worte nämlich einzeln an: „Ich“, „bin“, „nicht“, „ungesund“ und werden dann auch einzeln verarbeitet. Die Wörter „Ich bin nicht“ lösen dabei keine starken Bilder in deinem Kopf aus. „Ungesund“ hingegen hat einen höheren Wert, da man es besser verbildlichen kann. Somit entsteht in deinem Kopf also ein Bild, welches sich mit dem Wort „ungesund“ auseinandersetzt. Du gibst deinem Unterbewusstsein damit einen falschen Reiz, denn dieses Bild wird ohne die dazugehörigen Worte aufgenommen. Besser ist also die positive Formulierung des Satzes: „Ich bin gesund“. Somit entsteht ein Bild, welches sich auf das Wort „gesund“ bezieht und geht auch als dieses in dein Unterbewusstsein ein.

Hier noch einmal ein kleines Beispiel zur Verdeutlichung: Lieber Leser, bitte denke jetzt NICHT an einen grünen Apfel. Welches Bild hast du gerade kurz im Kopf gehabt? Einen grünen Apfel, richtig? Du siehst also, dass das Wort „nicht“ keine Veränderung der Bilder in unserem Kopf hervorruft. Der Apfel ist hier das wertvollste Wort, da er am einfachsten zu verbildlichen ist. Also wird er auch in unserem Kopf projiziert.

Kleine Anmerkung: Nur weil die Wörter „Ich bin“ keine direkten Bilder in unserem Kopf erzeugen, haben sie trotzdem mit die größte Wirkung innerhalb der Affirmation, da sie das erzeugte Bild (Bsp. „gesund“) direkt auf uns selbst projizieren. Deshalb bestehen die meisten Affirmationen aus den Wörtern „Ich bin + Folgewort“.

Fehler Nr. 3

Bleiben wir gleich bei der Formulierung. Es ist ebenfalls falsch, die Sätze in der Zeitform der Vergangenheit oder Zukunft aufzusagen. In der Vergangenheit macht so ein Satz natürlich gar keinen Sinn. Was sollte es uns bringen, wenn wir „Ich war vor 3 Tagen gesund“ sagen? Doch auch die Formulierung für die Zukunft hat wenig Effekt. Denn wenn wir „Ich werde bald gesund sein“ sagen, so schieben wir unseren Wunsch ständig vor uns her. Wir sagen uns selbst, dass wir im Moment nicht gesund sind, dies aber bald erreichen werden. Durch die ständige Wiederholung dieses Satzes verschieben wir das Erreichen des Ziels immer wieder aufs Neue in die Zukunft. Stattdessen sollten wir also im Präsens sprechen und affirmieren. Sagst du also „Ich bin gesund“, so übernimmt dein Unterbewusstsein diesen Gedanken nach einiger Zeit. Dir kommt dieser Glaubenssatz dann öfter ins Gedächtnis und irgendwann passen sich dann auch deine Gefühle an.

Fehler Nr. 4

Deine Affirmationen passen nicht zu dir. Zwar habe ich dir im Kapitel „Extrawissen“ ein paar Vorlagen hinterlassen, die du gerne für dich nutzen kannst, doch es ist wichtig, dass diese auch auf deine individuelle Person passen. Denn wir Menschen verstehen bestimmte Sachverhalte alle ein wenig anders. Wir haben darüber bereits weiter vorn im Buch gesprochen. Es ist die Projektion deiner Selbst. Alle Sachverhalte in deinem Leben sind von deinen eigenen Eindrücken, Erfahrungen und Glaubenssätzen abhängig. Erinnerst du dich an das Beispiel mit der hübschen jungen Frau?

So versteht auch jeder etwas anderes unter der allgemein formulierten Affirmation: „Ich fühle mich frei“. Für den einen bedeutet das Gefühl des Freiseins finanzielle Freiheit. Der andere verbindet es wiederum mit mehr Freizeit. Deshalb ist es wichtig, dass du dir selbst deine Affirmationen aufschreibst oder die gegebenen Vorlagen zumindest ein wenig nach deinen persönlichen Vorlieben anpasst. So entfalten sie ihre volle Wirkung und bringen dich letztendlich schneller ans Ziel.

Fehler Nr. 5

Der Glaube fehlt. Wie bei den Visualisierungen ist es entscheidend, deinen Affirmationen mehr Gewicht zu geben, indem du sie mit Emotionen verbindest. Du musst an sie glauben und dadurch echte Gefühle erzeugen. Dadurch erhalten sie wieder einen höheren Wert und gehen besser in dein Unterbewusstsein ein. Anfangs ist das sicherlich wieder ein wenig schwieriger. Doch je häufiger du diese Affirmation aufsagst, desto gefestigter wird sie und irgendwann glaubst du ohne Widerstand an ihre Wahrhaftigkeit. Also gilt auch hier: Üben, üben, üben beziehungsweise wiederholen, wiederholen, wiederholen!

Fehler Nr. 6

Andere einbeziehen. Affirmationen funktionieren nur, wenn es sich dabei um deine eigene Person handelt. Du kannst nicht andere durch deine Gedanken verändern. Affirmationen wie „Mein Chef ist freundlicher zu mir" verfehlen hierbei die Wirkungsweise und werden sich nie erfüllen. Stattdessen könntest du diesen Sachverhalt auf dich selbst umwälzen und sagen „Ich bin immun gegen Schikane". Ups! Erkennst du den Fehler? Das Wort Schikane hat hier den höchsten Wert und könnte die Affirmation mit negativen Gefühlen belegen. Besser wäre also: „Ich bin unangreifbar!". Somit wirkst du auf deine eigenen Gedanken ein und hast dadurch die Möglichkeit etwas zu verändern, auch wenn dein Chef weiterhin ein A****loch bleibt.

Zusammenfassend können wir diese Fehler umkehren und somit unsere Regeln für Affirmationen festlegen:

- Gestalte sie durchweg positiv
- Nutze kurze und konkrete Sätze
- Verneinung ist verboten
- Im Hier und Jetzt affirmieren → Präsens
- Nutze deine Gefühle
- Personalisiere deine Affirmationen
- Regelmäßigkeit ist wichtig

Vorbereitung

Nun wissen wir, was wir vermeiden sollten und können uns an die Vorbereitung wagen. Denn wie bei der Visualisierung, ist es auch bei Affirmationen hilfreich auf die richtige Zeit und den richtigen Ort zu achten. Bevor du mit dem affirmieren startest, solltest du dir zuvor erst einmal wieder einen geeigneten Ort suchen. Kennst du einen Platz, der Ruhe und Sicherheit für dich ausstrahlt? Super, hier wirst du deine Gedanken umstrukturieren!

Weiterhin ist natürlich auch das Timing wieder entscheidend. Da wir ja bereits gelernt haben, dass unsere Verbindung zum Unterbewusstsein direkt vor und nach dem Schlaf am stärksten ist, sollte dir klar sein, wann die beste Zeit zum affirmieren ist. Das soll aber nicht heißen, dass andere Tageszeiten keinen Erfolg bringen können.

Am Ende ist es nur entscheidend, dass du überhaupt etwas für dein positives Gedankenkonstrukt tust!

Zu guter Letzt ist dann noch die innere Ruhe von Bedeutung. Du solltest dir keine Affirmationen aufsagen, wenn du aufgebracht oder unruhig bist. Dann kannst du keinen klaren Gedanken fassen und beeinträchtigst die Übung eventuell sogar negativ. Auch dieser Punkt spricht dem richtigen Timing zu, denn vor und nach dem Schlaf stehen die Chancen für einen entspannten Zustand nicht all zu schlecht.

Schritt-für-Schritt-Plan?

Der Plan für die Affirmationen ist identisch mit den Schritten der Visualisierung. Ich werde sie dir noch einmal verkürzt zusammenfassen.

1. Das Jetzt akzeptieren

Zu Beginn ist es wieder wichtig, sich über die aktuelle Lage klar zu werden. Wo stehe ich im Moment und wo möchte ich hin? Verbringe damit aber nicht allzu viel Zeit.

2. Loslassen

Nimm deine Gefühle wahr und lasse sie anschließend abfließen. Es ist Zeit für Veränderung.

3. Dankbarkeit empfinden

Durch Dankbarkeit stärken wir unsere positiven Gefühle wie Glück und Liebe. Überlege dir also für was du in deinem Leben, für was du anderen Personen, für was du dir selbst und für was du heute dankbar bist. Fühle in diese Dankbarkeit hinein.

4. Affirmieren

Das eigentliche Affirmieren ist nun das innerliche Aufsagen deiner Sätze. Wiederhole sie und verbinde sie mit deinen Gefühlen. Du solltest hier ebenfalls mit der Visualisierung arbeiten und dir die Sätze so bildlich wie möglich vorstellen. Dadurch erhalten sie wieder einen höheren Wert und gehen in Verbindung mit deinen Emotionen noch tiefer ins Unterbewusstsein ein. Anfangs kannst du dir deine Affirmationen vielleicht noch nicht merken. Doch auch dafür habe ich zwei Lösungsmöglichkeiten:

Beginne mit weniger Affirmationen und steigere dich dann. Suche dir dafür die wichtigsten und persönlichsten Glaubenssätze heraus und versuche sie dir einzuprägen. Sobald du sie beherrscht, kannst du weitere hinzufügen.

Nimm deine Affirmationen per Handy oder Diktiergerät auf und höre sie dir während der Übung an. Lass zwischen den einzelnen Affirmationen ein paar Sekunden Platz, damit du sie dir auch bildlich vorstellen und verinnerlichen kannst.

Derartige Vorlagen gibt es auch zu Genüge auf „YouTube“. Allerdings sind die Pausen zumeist sehr kurz und meinerseits deshalb weniger empfehlenswert.

5. Lebe deine Affirmationen

Zum Schluss liegt es dann wieder an dir selbst. Bist du bereit die verinnerlichten Bilder und Gefühle ins Äußere zu tragen? Dann beginn gleich heute! Hast du heute für mehr Glück und Zufriedenheit affirmiert, so versuche auch die Glaubenssätze umzusetzen und zu deiner Realität werden zu lassen.

Affirmations-Booster

In diesem knackigen Kapitel wirst du ein paar Tipps von mir erhalten, die deine Affirmationen auf das nächste Level katapultieren und den gesamten Prozess nochmals beschleunigen können. Mit dessen Anwendung hast du also die Möglichkeit, die Affirmationen noch schneller und tiefer in dein Unterbewusstsein eingehen zu lassen.

1. Lautes Aufsagen

Sagst du dir deine Affirmationen laut und deutlich auf, so verknüpfst du das Vorgestellte mit dem Gesprochenen und Gehörten. Dadurch werden die Glaubenssätze über verschiedene Kanäle aufgenommen, was die Wirkung im Weiteren unterstützt.

2. Aufschreiben

Ebenso kannst du dir deine Affirmationen nach dem Hören oder Aufsagen auch noch aufschreiben. Somit kommt dann auch dein Sehsinn ins Spiel und verstärkt die Wirkung erneut. Wichtig ist allerdings, dass du diesen Schritt gesondert ausführst und ihn nicht während des eigentlichen Affirmierens anwendest. Denn in dieser Zeit sollst du deine Augen geschlossen halten und die Macht der Visualisierung nutzen, um die Glaubenssätze zu verbildlichen. Am besten suchst du deine 3 wichtigsten Affirmationen heraus und schreibst sie dann jeweils mindestens 25 Mal auf. Du kannst diesen Zahlen natürlich auch variieren und nach deinem Belieben anpassen.

3. Zettelchen

Du kannst deine wichtigsten Affirmationen auf kleine Klebezettel schreiben und diese dann in deiner Wohnung verteilen. Am besten hängst du sie an Orte, die du mehrere Male am Tag aufsuchst. So könntest du einen Zettel an den Spiegel im Bad hängen, denn vor diesem solltest du ja theoretisch mindestens zwei Mal pro Tag stehen. Geeignet ist auch der Eingangsbereich, sodass du direkt nach dem Betreten deines Wohnraumes eine Erinnerung erhältst. Sicherlich fallen dir noch weitere Orte ein, die du nutzen kannst, falls du diese Methode umsetzen möchtest.

4. Detailarbeit

Auch bei den Affirmationen ist es wieder wichtig, dass du ins Detail gehst. Anfangs sind deine Vorstellungen eventuell noch etwas trübe und nicht all zu ausgereift. Doch je häufiger du übst, desto detaillierter können deine Bilder werden. Achte also darauf, dich langsam in kleinen Schritten zu steigern und jedes Mal ein neues Detail hinzuzufügen. Somit wird das Affirmieren auch nicht langweilig.

Du hast nun alle nötigen Informationen, um das Affirmieren nicht nur anzuwenden, sondern es auch möglichst effektiv zu gestalten. Denke immer daran, dass du stets den Draht zur Realität wahren solltest. Übertriebene Affirmationen können einen inneren Widerspruch erzeugen und die Wirkung ins Negative verschieben. Wie bereits erwähnt, hast du Im Kapitel „Extrawissen“ eine Ansammlung von Glaubenssätzen zu den verschiedenen Lebensbereichen. Personalisiere diese und fang noch heute Abend mit deiner ersten Einheit an!

Du kannst natürlich nicht gleich von heute auf morgen die großen Erfolge erwarten. Deshalb ist auch hier das konstante Anwenden über einen längeren Zeitraum der wichtigste Faktor. Versuche das Visualisieren und das Affirmieren miteinander zu verknüpfen und die Methode dann schließlich zu deiner Routine zu machen. Ich wünsche dir dabei wieder maximale Erfolge und hoffe, dass dir dieses Wissen lang im Gedächtnis bleibt.

Übungen für den Alltag

In den beiden vorherigen Kapiteln haben wir die zwei effektivsten Methoden kennengelernt, um unser Unterbewusstsein zu beeinflussen. In diesem Abteil des Buches schauen wir uns nun spezielle Übungen an, die dir dabei helfen deine Gedanken zu festigen und deine Positivität zu steigern. Wir werden also auf bereits besprochene Themen stoßen, die hier durch die Anwendung der Übungen umgesetzt werden können. Lass uns direkt starten!

Dankbarkeits- Tagebuch

Dass Dankbarkeit deine positiven Gedanken und dein allgemeines Befinden unterstützt, weißt du ja mittlerweile. Auch wenn wir das verstehen, fällt es uns trotzdem schwer den Ratschlag in die Tat umzusetzen. Gerade am Anfang denken wir zu selten an diesen Tipp und vergessen ihn so mit der Zeit. Diese überaus wichtige Information versteckt sich nun wieder einmal mehr in den Tiefen unseres Unterbewusstseins. Deshalb ist es gerade am Anfang wichtig, das Gelernte zu festigen und zu einer Gewohnheit werden zu lassen. Da es eben nicht so leicht ist, ständig und überall an das Dankbarsein zu denken, bedienen wir uns hier einer hilfreichen Methode.

Mit einem Dankbarkeitstagebuch lenken wir unsere Aufmerksamkeit auf die guten Dinge im Leben. Wir können dadurch jeden Tag eine neue Sache entdecken, die uns glücklich macht oder gemacht hat und lernen somit den Blick auf das Positive zu richten. Nebenbei entsteht ganz unwillkürlich ein Gefühl und Gespür für Dankbarkeit. Uns fallen dann häufiger Dinge auf, die uns gut tun, die wir zuvor aber nie wirklich betrachtet haben. So fällt dir eventuell auf, dass das nette Gespräch mit der Bäckersfrau heute Morgen ein kleines Lächeln auf dein Gesicht gezaubert hat. Solche Kleinigkeiten haben in ihrer Summe einen erheblichen Einfluss auf unser Wohlbefinden und sollten deshalb nicht außer Acht gelassen werden.

Wie sollte so ein Tagebuch aussehen?

Nun im Grunde kannst du deine Erkenntnisse einfach auf ein Blatt Papier schreiben. Ich empfehle dir allerdings das Verwenden eines kleinen Notizbuches. Dieses sieht von außen betrachtet besser und „professioneller" aus und bekommt somit wieder einen höheren Wert zugeschrieben. Allgemein kannst du dir merken, dass ansehnlichere Dinge immer mit höherem Wert verbunden werden und somit letztlich auch tiefer im Unterbewusstsein verankert werden. Die Entscheidung musst aber natürlich du selbst treffen.

Die einzige Aufgabe ist nun das Befüllen des Tagebuchs. Schreibe jeden Tag mindestens eine Sache hinein, die dich glücklich macht oder gemacht hat. Das kann von großen bis hin zu ganz kleinen Situationen reichen. So könntest du beispielweise festhalten, dass dich das gute Gespräch mit deinem Chef heute wirklich aufgeheitert hat. Auf der anderen Seite könnte dich aber auch ein Sitzplatz im Zug begeistert haben. Vielleicht gab es heute einen Witz deines Arbeitskollegen, der dich zum Lachen gebracht hat. Möglicherweise macht dein Kollege häufiger lustige Witze, über die du lachst, doch du warst bisher nicht dankbar für einen so lustigen Mitarbeiter. Durch das Aufschreiben lenkst du deine Aufmerksamkeit auf genau diese kleinen, aber tollen Sachen im Leben und wirst beim morgigen Witz nicht nur lachen, sondern auch die folgenden Minuten darauf noch schmunzeln und lächeln, da du über dein Arbeitsumfeld glücklich bist.

Ich empfehle dir die Übung am Abend zu erledigen. Somit hast du erst einmal einen breiteren Zeitraum und findest eventuell noch mehr wertvolle Situationen. Außerdem ist es immer schön, den Tag mit einem guten Gefühl zu beenden. Das kann einen erheblichen Einfluss auf die Qualität deines Schlafes haben und dein allgemeines

Wohlbefinden nochmals verstärken. Mit diesem Satz gehen wir auch direkt zur nächsten „Übung“.

Ein gesunder Schlaf

Schlafen ist zwar in diesem Sinne keine Übung, hat aber trotz dessen eine enorme Bedeutung für unser Befinden und somit auch für unsere positive Denkhaltung. Eine studienbasierte Erklärung muss ich dir vermutlich nicht erst geben, denn du weißt ja sicherlich selbst, wie du drauf bist, wenn du nicht gut geschlafen hast.

Im Folgenden gebe ich dir ein paar allgemeine Tipps, um deinen Schlaf zu verbessern. Diese Ratschläge beziehen sich allerdings nur auf grundlegende Erkenntnisse, die im Groben für alle zutreffend sind. Wenn du etwas tieferes Wissen erhalten möchtest und an weiteren Tipps interessiert bist, so schau doch im Kapitel „Extrawissen“ vorbei. Dort erfährst du auch etwa über deinen persönlichen Schlaftypen, denn nicht jeder Mensch braucht die gleiche Menge an Schlaf.

Hier sind die Basics:

1. Achte auf deine Ernährung

Du solltest vor dem Schlaf keine schweren Mahlzeiten zu dir nehmen und natürlich auch nicht allzu viel trinken. Das gilt ganz klar für Alkohol und koffeinhaltige Getränke. Im Grunde gilt Koffeinverbot ab 14 Uhr. Denn dein Körper braucht viel länger, um den Wirkstoff abzubauen als du denkst.

2. Der Rhythmus

Die Regelmäßigkeit der Schlafenszeit hat eine enorme Bedeutung. Versuche immer zur gleichen Zeit ins Bett zu gehen und auch an jedem Morgen zum selben Zeitpunkt aufzuwachen. Dadurch stellt sich deine innere Uhr nach diesen Zeiten und unterstützt somit deinen Schlaf. Du kannst dann leichter und schneller einschlafen und kommst am Morgen mit weniger Aufwand aus dem Bett.

3. Die perfekten Bedingungen

Verbessere deinen Schlaf, indem du die Bedingungen in deinem Schlafzimmer optimal anpasst. Dafür ist es notwendig, den Raum gut zu durchlüften, während du schläfst. Falls das ein Problem darstellt, so kannst du zumindest eine halbe Stunde vor dem Schlafen das Fenster öffnen und frische Luft hineinlassen. Außerdem ist es wichtig maximale Dunkelheit zu schaffen. Du solltest also darauf achten, jede Lichtquelle zu eliminieren. Des Weiteren ist die richtige Temperatur entscheidend. Diese sollte zwischen 15,6-19,4°C liegen.

4. Ausreichend Bewegung

Wer sich über den Tag genügend bewegt, der wird am Abend erschöpft sein und somit auch besser einschlafen können. Doch durch die Bewegung kommt noch ein weiterer Vorteil. Du machst deinem Körper den Unterschied zwischen Tag und Nacht klar und hilfst somit erneut, die innere Uhr zu stellen.

Doch Achtung! 4 Stunden vor dem Schlafen solltest du dich weder körperlich noch mental zu schwer belasten.

5. Kein Blaulicht

Du solltest Blaulicht 1-2 Stunden vor dem Schlafen vermeiden. Dieses wird von den Displays deiner technischen Geräte ausgestrahlt. Falls du am Abend gar nicht auf Handy, Fernseher oder Laptop verzichten kannst, so aktiviere zumindest den Blaulichtfilter. Dieser entfernt einen Teil der wachmachenden Signale und unterstützt dich somit bei deinem Vorhaben.

6. Im Bett nur schlafen

Im Bett solltest du wirklich nur schlafen. Ausgeschlossen sind dabei natürlich sexuelle Tätigkeiten. Dieser Tipp bezieht sich auf sämtliche restliche Handlungen. Du solltest weder am Handy spielen, noch lesen. Auch tagsüber im Bett herumzuliegen kann sich negativ auf deinen Schlaf auswirken. Dein Gehirn muss lernen, dass du dich nur ins Bett legst, um zu schlafen. Dadurch wirst du automatisch müde, wenn du am Abend zu Bett gehst. Dein Gehirn merkt das dann sofort und leidet alle nötigen Prozesse ein, um das Schäfchenzählen erfolgreich zu gestalten und dich in einen tiefen Schlaf zu geleiten.

Gewohnheiten und das dazugehörige Tagebuch

Gewohnheiten spielen eine zentrale Rolle in unserem Leben. Neben den Gedanken sind sie ein wichtiger Faktor für dein Wohlbefinden, deine Laune und natürlich auch für deine Denkmuster. Erinnere dich an Talmunds Worte!

Gedanken → Worte → Handlungen → Gewohnheiten → Charakter → Schicksal

Du siehst, dass Gewohnheiten immer von deinen Gedanken, Worten und Handlungen abhängig sind und dann aber auch direkt auf deinen Charakter einwirken. Du bist also das, was du in wiederholter Form tust. Andersherum sind deine Gewohnheiten aber auch für deine Gedanken verantwortlich und haben somit direkten Einfluss auf unser positives Gedankenkonstrukt. Wer Aktivitäten ausführt, die glücklich und zufrieden machen, der wird auch glücklich und zufrieden sein und somit häufiger positive Gedanken haben. Wenn wir uns ganz genau betrachten, dann ist auch unser Denken eine Gewohnheit. Wenn wir uns also angewöhnen positiv zu denken, so wird dies in Zukunft von ganz allein passieren und wir müssen uns dazu nicht mehr zwingen.

Was genau sind denn Gewohnheiten?

Eine Gewohnheit ist ein im Unterbewusstsein verankerter Prozess, der in bestimmten Situationen auftritt. Dieses Verhaltensmuster hat sich durch ständige Wiederholung in der Vergangenheit gefestigt und wurde somit nahezu automatisiert. Dieser Prozess wird also ohne großes Nachdenken ausgeführt, solange wir ihn nicht aktiv unterdrücken. Dabei kann man in die Gewohnheiten des Fühlens, des Denkens und des Verhaltens unterscheiden.

So eine Gewohnheit kann sich dann negativ oder positiv auf unser Verhalten, unser Denken und unser Fühlen auswirken. Das Unterbewusstsein kann dabei nicht unterscheiden, was für uns gut und was schlecht ist. Es wird ja durch unser eigenes Denken beeinflusst und nimmt diese Informationen dann lediglich auf, um sie anschließend wiederzugeben. Wenn du nun nach einem 8 stündigen Arbeitstag nach Hause kommst und dann jeden Tag die gleiche Aktivität ausführst, so wird sich dieses Verhalten implementieren. Sagen wir, du kommst jeden Tag um 16 Uhr Zuhause an und seit etwa 2 Wochen schaust du erst einmal 2 Stunden deine Lieblingsserie. Was denkst du, was passiert, wenn du das für weitere Wochen so durchziehst? Dein Unterbewusstsein wird sich dieses Verhalten einprägen und anschließend wiedergeben.

Du hast dir anfangs gesagt, dass du nur diese eine Serie schaust und sobald sie beendet ist, fängst du an Sport zu treiben, wenn du nach der Arbeit Zuhause ankommst. Nun ist die Serie vorbei, am Morgen bist du voller Elan und sagst dir: „Ja, heute nach der Arbeit wird Sport getrieben!“. Nun kommst du 16 Uhr Zuhause an und auf einmal hast du so gar keinen Bock mehr. Dir fehlt die Energie und irgendwie findest du eine Ausrede, um dich wieder auf die Couch zu setzen und die nächste Serie anzufangen. „Der Arbeitstag war heute so anstrengend, das habe ich mir verdient!“, „Ich kann doch auch Morgen anfangen.“, „Na gut, nur eine Folge und dann treibe ich Sport.“. Wir sind absolute Meister, wenn es darum geht, uns selbst zu etwas zu überzeugen. Nur leider treffen wir dabei immer die langfristig gesehen, schlechtere Wahl. Wir entscheiden uns für den Weg des geringsten Widerstands, obwohl wir genau wissen, dass dies die falsche Entscheidung ist. Somit entsteht ein inneres Unwohlbefinden und das macht uns auf Dauer unglücklich. Doch warum haben wir so wenig Energie? Warum fällt es uns im Moment der Entscheidung immer so schwer, sich für die schwierigere Aktivität zu entscheiden? Grund dafür sind unsere Gewohnheiten. Da wir seit Wochen direkt nach der Arbeit 2 Stunden Serien geschaut haben, hat sich unser Unterbewusstsein daran gewöhnt und somit auch die Vorgänge in unserem Körper angepasst. Auf der Couch liegen und Serien schauen benötigt nicht viel Energie. Der Körper war in dieser Zeit auf einem niedrigen Leistungsniveau und hat entspannt. Dies wird nun auch weiterhin von unserem Unterbewusstsein veranlasst. Es hat sich gemerkt, dass wir ab 16 Uhr nicht mehr viel Energie benötigen und steuert im Hintergrund die Körperprozesse. Es fährt den Stoffwechsel herunter, lässt unsere Muskeln erschlaffen und bereitet sich im Allgemeinen auf Entspannung vor. Den ganzen Vorgang kann man nun auch andersherum betrachten. Hast du seit mehreren Wochen jeden Tag nach der Arbeit Sport getrieben, so begreift dein Unterbewusstsein, dass du 16 Uhr weitere Energie benötigst. Es werden also, falls diese noch vorhanden sind, weitere Ressourcen in Form von Energie zur Verfügung gestellt. Du merkst dann ab 16 Uhr wie du nochmal Kraft bekommst und wenn du nichts tust, wirst du sogar ein wenig hippelig. Das ist natürlich nicht allein von deinen Gewohnheiten abhängig. Deine Ernährung, deine Fitness und dein allgemeines Energielevel spielen dabei natürlich auch eine Rolle. Trotzdem wird es dir um einiges leichter fallen, dich für die schwierigere Aktivität zu entscheiden, da du dies ja jeden Tag so machst. Der Widerstand dieses Weges wird also geringer und erscheint dir nun gar nicht mehr so schwer, wie vor 4 Wochen. Je häufiger du diese Gewohnheit ausführst, desto einfacher wird die Entscheidung und irgendwann musst du kaum noch darüber nachdenken. 16 Uhr schaltet dein Gehirn automatisch den Gedanken „Jetzt wird Sport gemacht!". Das kann dann nach langfristiger Ausführung sogar Glück und Freude in dir auslösen. „Endlich 16 Uhr, jetzt kann ich Sport treiben und meine Energie rauslassen!".

Grundsätzlich geht man von 66 Tagen aus, bis sich eine Gewohnheit tiefer in unserem Verhalten, Denken oder Fühlen verankert hat. Dies kann allerdings von Person zu Person und von Tätigkeit zu Tätigkeit abweichen. Während Person 1 für Gewohnheit A nur 25 Tage und für Gewohnheit B dafür 112 Tage braucht, um sie in ihrem Leben zu festigen, so braucht Person 2 für A 200 Tage und dafür für B nur 40 Tage. Wie schnell und wie intensiv sich eine Gewohnheit bei dir festigt, hängt also vor allem von der Art der Tätigkeit ab. Hast du ähnliche Prozesse bereits in deinem Leben implementiert, so wird es dir vermutlich leichter fallen die dazugehörige Gewohnheit zu verinnerlichen. Bei komplett neuen Aktivitäten brauchst du dafür dann aber wahrscheinlich länger. Interessant wird das Ganze dann, wenn man auf die sogenannten „Keystone-Habits" schaut, also die Schlüsselsteingewohnheiten. Forscher haben herausgefunden, dass es bestimmte Gewohnheiten gibt, die automatisch weitere positive Nebeneffekte aufweisen und uns dadurch das Erlernen weiterer Gewohnheiten erleichtern. Das bedeutet, dass dir das Implementieren von Gewohnheiten im Allgemeinen leichter fällt, wenn du diese Aktivitäten bereits gefestigt hast und regelmäßig ausführst. Bleiben wir bei unserem Beispiel. Fängst du an, das Serien schauen zu beenden und stattdessen Sport zu treiben, so entstehen automatisch weitere positive Gewohnheiten. Durch die Fitness achtest du nun auch darauf gesünder zu essen. Du kochst mittlerweile lieber selbst, anstatt dir beim Serienschauen Chips und Cola reinzuziehen. Somit gibst du auch weniger Geld aus. Außerdem bist du am Abend erschöpfter als zuvor und gehst dadurch eher ins Bett. Durch die gesunde Ernährung schläfst du ebenfalls besser und wachst in der Nacht nicht mehr auf. Am nächsten Tag hast du durch deinen besseren Schlaf auch mehr Energie, was sich dann ersten positiv auf deine Arbeit auswirkt, dir aber auch wiederum bei der Fitness hilft. All diese positiven Nebeneffekte entstanden nur aus einer Gewohnheit. Das Ganze ist also wie eine Kettenreaktion, die sich immer wiederholt. Das kann aber natürlich auch andersherum passieren. Entscheidest du dich nun wieder für die Serie nach der Arbeit, so wird diese Gewohnheit viele negative Effekte mit sich bringen. Dir fehlt Bewegung und du tendierst eher zu ungesunder Ernährung. Das wirkt sich auf deinen Schlaf aus und infolgedessen hast du am nächsten Tag weniger Energie. Und so weiter und sofort.

Zu den Keystone-Habits gehören:

- Lesen
- Fitness
- Regelmäßiger Schlaf
- Gesunde Ernährung
- Meditation
- Journaling (Tagebuch schreiben und Ziele definieren)

Warum diese Gewohnheiten so wirksam sind? Weil sie in erster Linie auf unsere Gesundheit, unsere Ziele, Träume und Wünsche und unsere Entspannung abzielen und damit einen Großteil unserer persönlichen Bedürfnisse erfüllen. Dabei unterstützen sie sich alle untereinander. Jede dieser Gewohnheiten hat direkten positiven Einfluss auf die anderen.

Nun wollen wir uns aber mal anschauen, wie wir eine neue Gewohnheit spielend leicht in unseren Alltag integrieren können. Zuallererst musst du natürlich den Anfang machen. Um einen Beginn zu finden, reicht ein klitzekleiner Schritt aus. Bleiben wir weiter an unserem Beispiel. Wir wollen nach der Arbeit gerne Sport treiben. Die meisten Menschen würden sich nun direkt zu hohe Ziele stecken. „Ich gehe jeden Tag 1 Stunde joggen". Das ist natürlich schwer umzusetzen und benötigt viel Willens- und Durchhaltekraft. Das hält man dann eventuell für eine Woche durch, doch sobald der erste Zweifel kommt oder es hart wird, beginnt das ganze Vorhaben zu kippen. Fangen wir doch stattdessen klein an und steigern uns dann Schritt für Schritt. So reicht es für den Anfang erst einmal aus aller 2 Tage für 20 Minuten joggen zu gehen. Das Ziel Sport zu treiben lässt sich somit deutlich einfacher umsetzen und die Wahrscheinlichkeit dabei zu bleiben ist um einiges höher. Nach und nach fällt uns die Entscheidung joggen zu gehen immer leichter und ab einem gewissen Punkt gehört es dann einfach zu unserem Alltag. Ab diesem Zeitpunkt können wir dann weitere kleine Schritte machen und anfangen die Aktivität zu intensivieren und auszubauen. So können wir uns in unserer Jogginginheit in der Schnelligkeit und der Laufzeit steigern. Dies geschieht eventuell auch schon bevor wir die Tätigkeit zu einer Gewohnheit gemacht haben. Du kannst auch während des Prozesses schon kleine Steigerungen vornehmen, wenn du dich dazu in der Lage fühlst. Am wichtigsten ist aber die Regelmäßigkeit. Außerdem solltest du darauf achten, immer nur ein paar wenige, am besten nur eine Gewohnheit aufzubauen. Nimmst du dir zu viel auf einmal vor, kann sich auch das negativ auf die Festigung auswirken. Dies ist aber sicherlich auch von deiner Zeit abhängig. Ein Student kann vielleicht auch noch 1-2 weitere Gewohnheiten aufbauen, da er mehr Zeit hat als ein arbeitender Mensch. So könnte er sich vornehmen jeden Tag 5 Seiten in einem Buch zu lesen und sich dann jede Woche um eine Seite zu steigern. Finde deine eigene Rotation, achte aber immer auf die Regelmäßigkeit! Merkst du, dass du deine Hauptgewohnheit vernachlässigst, so lass das Implementieren der weiteren Aktivitäten erst einmal fallen und konzentriere dich wieder auf den Hauptprozess. Du hast genug Zeit im Leben, um viele verschiedene Gewohnheiten aufzubauen. Denke daran, dass es im Durchschnitt nur 66 Tage dauert. Du kannst in einem Jahr also in etwa 5-6 Tätigkeiten in deinen Alltag integrieren, vorausgesetzt du hast die Zeit für so viele Dinge. Doch genau das ist das Tolle an der Sache. Je häufiger und öfter du eine Sache ausführst, desto weniger Zeit wirst du dafür benötigen, da du von Einheit zu Einheit routinierter und geübter wirst.

Neben diesen ganzen Sachen spielt dann auch wieder dein Mindset, also dein Gedankengang und deine innere Einstellung, eine wichtige Rolle. Du musst die Umsetzung der langfristigen Implementierung auch wirklich wollen. Es wird Tage geben, an denen du so gar keine Lust hast. Das ist auch nicht weiter schlimm, denn sowas kann durchaus vorkommen und ist auch von vielen Faktoren wie deinem Schlaf, deinem Umfeld und deiner emotionalen Verfassung abhängig. Wichtig ist dann nur, dass du dein Vorhaben nicht dauerhaft schleifen lässt. Motiviere dich dazu, am Folgetag deiner erwünschten Aktivität wieder nachzugehen. Dabei kannst du auch gerne mit einem Belohnungssystem arbeiten. Gib dir selbst ein kleines Dankeschön, für die Arbeit, die du jeden Tag leistest. So könntest du dir zum Beispiel sagen, dass du für jede gelaufene Runde im Park, 10 Minuten deiner Serie am Abend schauen kannst. Passe dieses Belohnungssystem realistisch an und gib dir aber auch nicht zu viel Belohnung. Bei einer Runde, die 5 Minuten dauert wäre es natürlich sinnlos zu sagen, du darfst für jede Runde 1 Stunde Serien schauen. Das würde die Intension verfehlen. Dieses HABIT-System, bestehend aus sich steigernden Aktivitäten und einer anschließenden kleinen Belohnung, kannst du auch auf viele andere Bereiche im Leben anwenden.

Weiterhin möchte ich noch vermerken, dass du nicht immer gleich mit enormen Fortschritten rechnen kannst. Gerade durch den langsamen Anfang ist es zu Beginn nicht immer eindeutig ob man vorankommt oder nicht. Doch du musst hier auf den Prozess vertrauen. Ganz nach dem Motto:

„Start slow, then grow"

Um dich am Ball zu halten ist deshalb das Führen eines Gewohnheitstagebuch von Vorteil. In dieses schreibst du immer dann, wenn du deine

Aktivität ausgeführt hast. Das ist nun im Optimalfall jeden Tag, kann aber auch nur aller paar Tage sein (Beispiel Joggen). Da kannst du nun mit wenigen Sätzen oder Stichpunkten beschreiben:

- Wie du dich nach dem Ausführen der Aktivität fühlst
- Was du heute Neues gelernt hast in Bezug auf die Aktivität
- Ob du Veränderungen wahrnehmen kannst
- Ob es noch so anstrengend ist wie gestern/vor einer Woche/vor einem Monat
- Und so weiter und sofort

Du kannst also theoretisch alles aufschreiben, was in Verbindung mit deiner Gewohnheit steht. So kannst du erstens deinen Fortschritt genau sehen, kannst messen wie lange du dafür gebraucht hast und am wichtigsten, du kannst feststellen in welchen Momenten dir das Ausführen der Aktivität leichter gefallen ist und wann es schwieriger war. Somit kannst du dann weiterhin daran arbeiten, deine Tätigkeit sinnvoll einzusetzen. Solltest du beispielweise feststellen, dass das Joggen jeden Donnerstag schwieriger war als sonst, so kannst du schauen woran das eventuell liegt und deine Regelmäßigkeit umstrukturieren. Gehe stattdessen lieber am Mittwoch und Freitag joggen und nutze den Donnerstag für die Erholung. Außerdem stellst du damit fest, wie weit du bereits bist. Hast du dein anfängliches Ziel schon erreicht oder musst du vielleicht noch ein wenig mehr Leistung bringen? Das Tagebuch gibt dir Klarheit und kann dir in Momenten der Unlust zur Motivation verhelfen, da du siehst was du bisher bereits geleistet hast.

Ich versuche im Moment meine Ernährung umzustellen und dies zu einer Gewohnheit werden zu lassen. Anfangs hatte ich das Ziel wenigstens jeden 3. Tag gesunde Gerichte zu kochen. Nach ein paar Wochen habe ich dann die deutlichen Vorteile gespürt, was mich weiter motiviert hat. Ich befinde mich gerade einmal an Tag 60 und kann mir nicht mehr vorstellen, diese Gewohnheit nicht durchzuführen. Mittlerweile koche und esse ich fast jeden Tag gesund und kann damit auch meine anderen Gewohnheiten, wie Fitness und Lesen verbessern. Außerdem bringt mir ein ausgewogenes und nahrhaftes Frühstück weitere Vorteile über den Tag, was mich ebenfalls weiter motiviert.

Da wir gerade beim Morgen sind. Die Umsetzung von neuen Aktivitäten funktioniert am besten zu dieser Tageszeit. Am Morgen hat man noch Energie und Kraft und sollte diese Zeit nutzen, um die wichtigsten Dinge zu erledigen. Da bietet sich das Ausführen der Tätigkeit wunderbar an. Besonders Aktivitäten, wie Fitness, Lesen, Meditieren oder Journaln sind dafür wunderbar geeignet. Sie verhelfen zu mehr Klarheit, geben weitere Kraft für den Tag und steigern die Konzentration und Leistungsfähigkeit. Dadurch unterstützt du also erneut dein allgemeines Befinden und bereitest dich optimal auf den anstehenden Tag vor.

So kommen wir auch zur nächsten Übung, die du in deinen Alltag übernehmen kannst, um dein positives Denken und dein allgemeines Wohlbefinden zu steigern.

Die Morgenroutine

Viele Menschen besitzen eine Morgenroutine. Bei den meisten sieht das relativ ähnlich aus. Schlummertaste drücken, nochmal drücken und nochmal drücken. Dann so langsam aus dem Bett quälen, Kaffeemaschine anwerfen und erst einmal wach werden. Der eine frühstückt, der andere belässt es beim Kaffee. Danach geht's ins Bad, fertig machen und anschließend zur Arbeit starten. Dabei wird gestresst und gehetzt, denn es wurde zu wenig Zeit eingeplant. Doch gerade der Morgen ist von zentraler Bedeutung, wenn es um den restlichen Verlauf des Tages geht.

„Wer den Morgen gewinnt, der gewinnt den Tag.“

Dabei ist es durch genügend Beispiele bewiesen, wie wichtig der Morgen wirklich für unseren Tag ist. Fast jeder erfolgreiche Mensch, ob privat oder öffentlich, bedient sich einer Morgenroutine, um optimal zu starten. Sie hebt nicht nur unseren Stimmungszustand an, sondern steigert im gleichen Moment unsere Konzentrationsfähigkeit, unsere Leistungsbereitschaft und unser allgemeines Wohlbefinden. So eine Routine hilft uns gezielt dabei uns auf unseren Tag vorzubereiten. Schon am Morgen geben wir den folgenden Stunden einen gewissen Ton und können uns somit auf unsere Ziele ausrichten. Dabei gibt es natürlich unzählig verschiedene Möglichkeiten. Du kannst dir die Routine nach deinen eigenen Vorstellungen zusammenbauen. Dabei ist es dann aber auch wichtig, sich keinen Stress zu machen. Plane dir also genügend Zeit ein und verbringe deinen Morgen in Ruhe und Entspannung. Die Routine ist dann auch kein absolutes Muss. Es gibt auch mal Tage, an denen dein Morgen aufgrund von bestimmten Einflussfaktoren oder aufgrund deiner eigenen Verfassung nicht so abläuft wie geplant. Das ist ja auch nicht weiter schlimm. Sie soll dir nur eine Hilfestellung bieten, um eine Struktur und Konstanz in den Start deines Tages zu bringen und dich somit auf gewisse Dinge vorzubereiten.

Im Folgenden gebe ich dir ein paar Impulse, die du für deine Morgenroutine verwenden könntest:

- Bett machen
- Großes Glas Wasser trinken
- Morgenspaziergang
- Morgenworkout
- Dehnung und Mobilisation
- Kalte Dusche
- Meditieren
- Journaling
- Lesen
- Vokabeln lernen
- Tag planen
- Erste kleine Aufgaben erledigen
- Gesund kochen und in Ruhe frühstücken
- Am eigenen Buch schreiben
- Atemübungen
- Gedächtnisübungen
- Visualisieren
- Affirmieren
- ....

Wie bereits gesagt, solltest du dir eine Routine zusammenstellen, die zu dir und deinen Zielen passt. Strebst du in erster Linie nach Gesundheit, so ist Morgensport, ein ausgiebiges Frühstück und eine kalte Dusche vermutlich die beste Wahl. Wer eher auf Erfolg getrimmt ist, dem empfiehlt sich das Lesen eines Sachbuchs, das Lernen einer neuen Sprache und das Planen des Tages. Vielleicht passt dir ja auch eine Mischform gut in den Morgen.

Abschließend möchte ich dir noch meine persönliche Routine vorstellen, damit du einen tieferen Einblick erhalten kannst. Jeden Tag stehe ich um 6 auf, egal ob Arbeitstag oder Wochenende. Ich versuche mich an meinen Rhythmus zu halten, denn das gibt mir langfristig gesehen mehr Energie und einen besseren Schlaf. Hat man sich erst einmal an die Zeiten gewöhnt, ist es auch gar kein Problem mehr. Okay, na gut, ab und zu gibt es natürlich auch mal Ausnahmen. Den Tag beginne ich immer damit, mein Bett zu machen. Das gibt mir am Abend ein frischeres Gefühl, wenn ich mich in die Federn lege. Außerdem bekommt man das Gefühl die Aufgabe erfolgreich erfüllt zu haben und stimmt sich somit positiv auf den Tag ein. Als zweites gehe ich ins Bad, putze die Zähne und wasche mein Gesicht. Danach gibt's erst einmal ein großes Glas Wasser. Das bringt den Kreislauf in Schwung. Habe ich genügend Zeit, so fahre ich mit einem Morgenworkout fort. Ich rege meinen Kreislauf erneut an und habe meine Sporteinheit bereits am Morgen erledigt, was mir am Nachmittag mehr Zeit für andere Dinge beschafft. Dabei kommt man auch ganz schön ins Schwitzen. Also ab unter die Dusche. Ich liebe es kalt zu duschen. Das gibt einen richtigen Kick und treibt die letzte Müdigkeit aus den Gliedern. Alles eine Gewohnheitssache. Anschließend lese ich ein paar Seiten aus meinem aktuellen Buch und lerne Vokabeln. Seit etwa einem halben Jahr bin ich drauf und dran Spanisch zu lernen. Dafür gibt es eine super App, die sich „AnkiDroid" nennt. Dort kannst du dann zur jeweiligen Sprache ein Paket herunterladen, was beispielweise die 1000 wichtigsten Vokabeln abbildet und dir diese dann mit Hilfe von Bildern, Wörtern und Tonwiedergaben beibringt. Wer sich also für eine neue Sprache interessiert, kann sich das Ganze gern mal ansehen. Habe ich auch das erledigt, meditiere ich und schreibe in mein Journal. Damit bekomme ich meinen Kopf frei und starte mit einem klaren Verstand in den Tag. Abschließend gibt's dann noch ein leckeres Frühstück und einen Kaffee.

Diese Routine benötigt in etwa 50-70 Minuten, je nachdem wie ich vorankomme. Ich schaffe die volle Routine auch nicht jeden Tag. Je nach der Planung des restlichen Tages, muss ich ab und zu die ein oder andere Übung auslassen. Trotzdem empfehle ich dir, deine Morgenroutine möglichst gewissenhaft und auch vollständig auszuführen. Sie wird dir einen enormen Kick geben und dich über den Tag mit weiterer Energie versorgen. Eventuell schaffst du es ja auch am Abend ein paar Minuten eher ins Bett zu gehen, damit du am folgenden Morgen mehr Zeit für dich und deine gute Laune hast. Ich wünsche dir einen tollen Start in den Morgen!

Ruhe- und Entspannungsübungen

Für ein positives Mindset und ein gutes Gefühl ist es vor allem wichtig innere Ruhe zu verspüren und nicht aufgewühlt oder durcheinander zu sein. Ist dein Inneres entspannt und ausbalanciert, so wirst du die meisten Sachverhalte und Situation völlig anders betrachten. Die Dinge erscheinen dir dann zumeist weniger schlimm und das sind sie normalerweise auch. Außerdem wirken wir durch Entspannung aktiv und auch passiv gegen unseren gemeinsamen Feind, den Stress. Laut der WHO ist Stress einer der größten Gesundheitsrisiken im 21. Jahrhundert. Stress ist zwar im Grunde erst mal nichts Schlimmes, da er uns in bestimmten Situationen zur Konzentration verhilft. Doch dauerhafte Belastung führt dann schnell zu Krankheiten und innerer Unausgeglichenheit. Es ist also wichtig, Phasen zum Ruhen und Herunterkommen zu finden.

Um diesen Zustand der Gelassenheit zu erreichen, können wir uns einiger Übungen bedienen, die ich dir hier nun vorstellen möchte.

Visualisierung

Hey, das kennen wir doch schon! Richtig, die Visualisierung kann auch bei der Entspannung eingesetzt werden. Dafür setzt du dich aufrecht an einen dir beliebigen Ort auf deinen Po. Schließe deine Augen und nimm ein paar tiefe und lange Atemzüge. Durch die Nase ein und durch den Mund wieder aus. Beruhige deinen Körper mit Hilfe deiner Atmung. Dann beginnst du dir wieder Bilder in deinem Kopf zu erzeugen. Was verbindest du mit Ruhe und Entspannung? Wo kannst du dich so richtig gehen lassen? Für den einen ist das der sonnige Strand, für den anderen die Einsamkeit in den hohen Bergen. Dir fällt sicherlich ein Ort ein, der dich jetzt beruhigen wird. Male das erzeugte Bild nun wieder mit allen Sinnen aus. Gehe dabei auch gerne ins Detail. Wie sieht der Ort aus? Was genau kannst du sehen? Gibt es vorherrschende Gerüche? Spielt ein bestimmter Geschmack eine Rolle? Was hörst du? Eventuell ein Vogelzwitschern oder das Rauschen des Meeres? Was fühlst du körperlich? Welche Gefühle sind gerade in dir? Merkst du Erleichterung? In diesem Zustand verbringst du ein paar Minuten oder auch gerne länger, wenn du magst. Anschließend nimmst du dann wieder einen tiefen bewussten Atemzug, bewegst deine Finger und Zehenspitzen und öffnest langsam deine Augen.

Ein Spaziergang im Freien

So ein kleiner Spaziergang kann mehr bewirken als der ein oder andere denken mag. Am besten machst du dich allein auf den Weg und suchst dir eine Route heraus, wo du ungestört bist. Sehr geeignet machen sich dafür Waldwege oder ein Pfad auf einem weiten Feld. Da können schon 20 Minuten ausreichen, um den Kopf frei zu bekommen und sich ein wenig vom stressigen Alltag zu entfernen. Eventuell findest du auf dem Weg noch eine gemütliche Sitzmöglichkeit, wie eine Bank unter einem Baum oder eine weite Wiese mit Blick über das Tal. Nimm dir einfach mal ein bisschen Zeit für dich selbst und atme ganz bewusst tief ein und aus. Lausche auf die Geräusche der Umgebung und verliere dich in der inneren Leere.

Zehenwackeln

Diese Übung ist besonders gut geeignet, wenn die Zeit mal knapp ist oder man sich in der Nähe anderer befindet. Sie ist unauffällig und schnell erledigt. Wackle dafür einfach ein wenig mit deinen Zehen herum. Beuge sie und strecke sie aus. Kreise sie und spreize sie auseinander. Dadurch löst sich deine oft unbewusste Muskelspannung auf und gibt deinem Körper Entspannung, was sich dann automatisch auch auf deine psychische Verfassung auswirkt. Diese Übung ist dann sogar noch mit dem Daumendreher erweiterbar.

Dafür einfach alle Finger ineinander verschränken und die freien Daumen umeinanderkreisen lassen. Kennst du ja sicherlich schon. Mach das am besten nicht zu schnell. Zwischendurch kannst du auch mal die Richtung wechseln.

Grinsen

Beim Grinsen, egal ob künstlich oder echt, drückt der Gesichtsmuskel auf einen Nerv, der eine positive Stimmung in unserem Gehirn auslöst. Dadurch kannst du auch gleichzeitig entspannen, denn das positive Gefühl kann sich auf den restlichen Körper ausbreiten. Probiere es einfach mal aus! Lächle einfach mal für 1-2 Minuten. Das mag sich anfangs eventuell ein wenig komisch anfühlen, doch nach einiger Zeit kann man dann schon eine kleine Veränderung bemerken und ein sanftes Kitzeln wahrnehmen.

Einfach mal strecken

Ebenfalls gut für unterwegs oder am Arbeitsplatz. Strecke dich einfach mal voll aus. Greife so weit es geht nach oben in die Luft und bewege deinen Oberkörper ein wenig nach rechts und links, vielleicht drehst du dich auch ein bisschen ein. Dadurch kann sich die Anspannung oder Verspannung in deinem Körper lösen und ebenfalls ein sanftes Kribbeln erzeugen.

Power dann Ruhe

Bei dieser Übung versuchen wir erst einmal alle Muskeln so fest wie möglich anzuspannen. Am besten legst du dich dafür auf den Boden und streckst nun Arme und Beine aus. Dabei spannst du jede einzelne Muskelgruppe an. Du kannst auch von oben nach unten arbeiten und mit deinem Oberkörper beginnen. Weiter über die Arme und zum Schluss die einzelnen Bereiche des Unterkörpers anspannen. Alternativ kannst du auch so viele Liegestütze wie du nur schaffst machen. Das Ganze wiederholst du für zwei Runden mit einer kurzen Pause zwischendurch. Danach legst du dich auf den Rücken oder den Bauch, je nach dem was für dich angenehmer ist, und entspannst. Lass alles fallen und sinke in den Boden ein. Schließe deine Augen und verbringe ein paar Minuten in diesem Zustand. Entspanne dabei bewusst alle Muskeln. Auch hier kannst du von oben nach unten vorgehen. Durch die vorherige Anspannung kannst du richtig spüren, wie alle Anstrengung nach und nach aus deinem Körper weicht.

Blick in die Ferne

Diese kleine Übung ist besonders für Menschen geeignet, die längere Zeit vor dem Bildschirmen verbringen müssen. Falls du zu dieser Gruppe gehörst, so ist dein Blick ständig auf den begrenzten Rahmen vor deiner Nase gerichtet. Das kann auf Dauer nicht nur deinen Augen zur Last fallen, sondern auch einen unterbewussten inneren Zwang erschaffen. Um dagegen zu wirken, ist es ratsam seinen Blick hin und wieder einfach mal ein wenig wandern zu lassen. Schaue in den Raum hinein und versuche andere Reize aufzunehmen. Noch besser ist der Blick durch ein Fenster. Versuche dabei so weit wie nur möglich zu schauen. Was erkennst du am Horizont? Der Blick in die Ferne gibt uns unterbewusst ein Gefühl der Freiheit, da wir in einen großen Raum hineinschauen. Das kann dann sehr entspannend wirken.

Atemübung

Der Atem ist ein echter Helfer, wenn es darum geht den Körper zu beruhigen. Dafür atmest du tief ein und spannst dabei all deine Muskeln an. Halte den Atem kurz an und lass ihn dann ganz langsam entweichen, wobei du auch deine Muskeln erschlaffen lässt. Das wiederholst du 3-5 Mal und verharrst dann noch 1-2 Minuten in völliger Ruhe. Durch das Muskelanspannen pumpen wir unser Blut schneller in die Gefäße. Gemischt mit der anschließenden Entspannung führt das dann zu einem wohligen und wärmenden Gefühl.

Gegenwartsübungen

Doch nicht nur die Gelassenheit, sondern auch das Leben in der Gegenwart ist wichtig, um ein langfristig positives Denken zu entwickeln. Man spricht dabei auch sehr oft von Achtsamkeit. Leben wir nicht im Hier und Jetzt, so kann das schnell zu schlechter Laune führen. Unsere Gedanken schweifen sehr oft in die Vergangenheit ab. An sich nichts Schlimmes, doch zu häufig denken wir dabei an negative Situationen. Wir denken an unsere Fehler und können nachts nicht schlafen, da sie uns bis in unsere Träume verfolgen. „Warum habe ich das gesagt?“, „Was wäre wenn....?“, „Ich wünschte es wäre so und so passiert.“. Sind wir erst einmal in so einen Gedankenstrudel gerutscht, so wird es schwer da wieder heraus zu kommen. Je nach Situation kann das dann bis zu mehreren Tagen, Wochen oder sogar Jahren andauern. Dies ist natürlich immer von der Intensität der erlebten Erfahrung abhängig. Trennungen, schmerzliche Verluste oder ein heftiger Streit können uns sehr lange im Gedächtnis bleiben und unser gegenwärtiges Leben stark beeinflussen. In solchen Situationen sollten wir stets versuchen, damit abzuschließen und weiter unserem Weg zu folgen. Sicherlich ist das nicht immer all zu leicht. Auch ich habe bereits viele dieser Erfahrungen machen müssen und bin unwillkürlich ins Gedankenkarussell eingestiegen. Wochenlange Überlegungen gemischt mit schlaflosen Nächten, wer will das schon?

Doch nicht nur das Verharren in der Vergangenheit, sondern auch das übertriebene Leben in der Zukunft kann zu innerem Druck und ständigem Stress führen. Wer immer nur an das Nächste und das Nächste und das Nächste denkt, der verliert den Blick auf das Hier und Jetzt und fühlt sich gestresst und irgendwie nicht lebendig. Wie auch? Er kann nicht in den gegenwärtigen Zustand eintauchen, noch die gerade stattfindende Situation genießen, da er schon jetzt wieder an die nächste Aufgabe, das nächste Meeting und die folgende Konversation denkt. Um diesen zwei Phänomenen entgegenzuwirken, müssen wir lernen unseren Blick auf das Jetzt zu richten. Wir sollten versuchen, die allgegenwärtige Situation zu genießen und den Moment maximal auszuschöpfen. Dadurch fühlen wir uns lebendig, sind konzentriert, aufmerksam, voll und ganz bei der Sache und nehmen uns gleichzeitig viel Druck und Stress. Dadurch finden wir zu mehr Gelassenheit, Glückseligkeit und verlangsamen unseren Alltag. Es kann dann sogar dazu kommen, dass wir das Gefühl haben mehr Zeit zu besitzen und mehr zu schaffen.

Hier habe ich nun ein paar Übungen, die dir dabei helfen sollen, deinen Blick auf das Hier und Jetzt zu richten:

Meditation

Die Meditation ist wohl die beste Übung, um in den gegenwärtigen Moment einzutauchen. Gerade Anfängern wird dabei empfohlen, sich auf den Atem zu konzentrieren. Allgemein ist das aufmerksame Atmen die einfachste und effektivste Möglichkeit, um dich mit dem Hier und Jetzt zu verbinden.

Setz dich mit aufrechtem Rücken auf den Boden. Gerne kannst du auch ein Kissen verwenden. Schließe deine Augen und beginne mit ein paar tiefen Atemzügen. Zuerst in den Bauch, dann in den Brustkorb. Anschließend kehrst du zu deinem natürlichen Atemrhythmus zurück. Durch die Nase ein und durch die Nase wieder aus. Entspanne deinen gesamten Körper. Auch hier kannst du mit dem Kopf beginnen und dich dann langsam und schrittweise bis zu deinen Füßen vorarbeiten. Danach legst du wieder vollen Fokus auf deinen Atem. Lass ihn fließen, ohne ihn zu verändern. Achte dabei aber ganz genau auf seinen Fortgang. Ebenfalls kannst du dich auf verschiedene Bereiche konzentrieren. Wo spürst du deinen Atem am stärksten? Vielleicht ist das dein Bauch oder deine Brust, eventuell auch der Bereich unter deiner Nase. Finde es für dich selbst heraus und lege deinen Fokus dann für mehrere Minuten nur auf diesen einen Bereich. Du kannst innerlich mitsprechen oder zählen, um deine

Konzentration aufrecht zu erhalten. Beim Einatmen sagst du „Ein" oder zählst 1 und beim Ausatmen sagst du „Aus" oder zählst 2. Achte auch auf die kleinen Pausen, die zwischen dem Ein- und Ausatmen liegen. Es werden Momente kommen, in denen deine Aufmerksamkeit abweicht, du an erlebte Situationen denkst und Bilder in deinem Kopf entstehen. Das ist ganz normal und überhaupt nicht schlimm. Nimm dieses Bild wahr und führe deine Aufmerksamkeit dann langsam wieder zum Atem zurück. Je häufiger du übst, desto besser wirst du. Deine Achtsamkeit für den aktuellen Moment wird somit um ein Vielfaches gestärkt und wird dir viel Ruhe und Gelassenheit geben. Nebenbei kannst du auch aus deinen Gedanken lernen. Du betrachtest sie während der Meditation als neutraler Beobachter. Bewerte sie nicht, nimm sie einfach nur wahr. Nach der Meditation kannst du dir dann überlegen, warum dir dieser und jener Gedanke in den Kopf gekommen ist. Eventuell ist das ein vergrabenes Gefühl oder ein ungelöstes Problem. Meditieren hilft dir also nicht nur um in den Moment einzutauchen, sondern gibt dir gleichzeitig auch Rückschlüsse und Eindrücke für dein aktuelles Befinden.

Achtsamkeit im Alltag

Sehr hilfreich ist auch das achtsame Umgehen mit kleinen und einfachen Situationen im Alltag. Oft ist es doch so, dass wir während der simplen Tätigkeiten, wie Essen, Laufen oder Bahn fahren andere Aktivitäten ausführen, um uns nicht zu langweilen oder um die Zeit „besser“ zu nutzen. So liest man während der Essenszeit in der Zeitung oder surft im Internet. Während wir laufen hören wir Musik, schreiben Nachrichten oder schieben uns einen kleinen Snack in den Mund. Sitzen wir in der Bahn, so sind wir ebenfalls am Handy, hören Musik oder unseren Lieblingspodcast. An sich sind einige dieser Aktivitäten auch gar nicht so schlecht. Einen Podcast oder ein wenig Musik zu hören hat auch seine Vorteile und wirkt auf unser Befinden ein oder bildet uns weiter. Doch dadurch verlieren wir die Beziehung zur Gegenwart. Wir nehmen nicht wirklich wahr, was gerade passiert. Es ist fast wie ein Zeitsprung und die kurze Verschnaufpause wühlt uns nur noch mehr auf, da wir unser Gehirn mit weiteren Reizen überfluten. Solche kurzen Phasen sollten zum Herunterkommen genutzt werden, um den Gedanken einfach mal freien Lauf zu lassen. Wenn du dich das nächste Mal an den Essenstisch setzt, empfehle ich dir, dich wirklich mal nur auf den Geschmack, den Kauprozess und dein körperliches Befinden zu konzentrieren. Das bringt auch gleichzeitig weitere Vorteile mit sich.

Wenn wir aufmerksam essen, so verspüren wir eher das Sättigungsgefühl und überessen uns somit auch nicht. Außerdem entschleunigt sich der Kauprozess und die Nahrung wird besser zerkleinert und weniger geschlungen. Das unterstützt ebenfalls die Verdauung und somit auch unser allgemeines Wohlbefinden. Aber auch beim Laufen kannst du ab und zu mal die Kopfhörer in der Tasche lassen. Achte aufmerksam auf deine Umgebung. Eventuell fallen dir interessante Dinge auf. Auch hier kommst du in einen freien Gedankenlauf und gibst deinem Kopf ein wenig Ruhe und Entspannung. Nebenbei stärkst du dann sogar noch deine Sinne und deine Wahrnehmung. Dein Erinnerungsvermögen kann ebenfalls davon profitieren. Du prägst dir dein Umfeld besser ein und steigerst deinen Orientierungssinn.

Es gibt viele solcher Situationen, in denen wir unseren Alltag entschleunigen können und gleichzeitig die Achtsamkeit für den gegenwärtigen Moment stärken. Ich sage ja auch nicht, dass du gar keine Musik mehr hören sollst. Doch gerade an stressigen Tagen kann so eine kleine Verschnaufpause für unser Gehirn wahre Wunder bewirken und uns in unserem Vorhaben ein positives Mindset aufzubauen sehr unterstützen.

Die Vergangenheit ruhen lassen

Um im Hier und Jetzt zu leben ist es natürlich notwendig sich von der Vergangenheit zu lösen. Dabei gibt es eine grundlegende Regel.

Aus der Vergangenheit lernen
→erwünscht

Sich den Kopf über die Vergangenheit zerbrechen
→nicht erwünscht

Du musst dir klar machen, dass du die Vergangenheit nicht mehr verändern kannst. Es ist bereits geschehen und kann nicht mehr ungeschehen gemacht werden. Hast du damit bisher wenig Erfahrungen gemacht, so wird dir das Loslassen sicherlich nicht ganz einfach fallen. Je häufiger du dir jedoch verinnerlichst, dass du die Vergangenheit ruhen lassen willst, desto einfacher wird es und gleichzeitig katapultiert dich dieser Vorgang auch in den gegenwärtigen Moment zurück. Dafür ist es notwendig, seine Gedanken zu betrachten. Damit sind wir also wieder bei der Achtsamkeit. Nimmst du einen Gedanken aus vergangenen Situationen wahr, so akzeptiere dies erst einmal. Verinnerliche dir selbst, dass diese Situation nun einmal so passiert ist und du sie nicht mehr verändern kannst. Da wir meist an negative Erfahrungen zurückdenken, wirst du dir auch den ein oder anderen Fehler vorwerfen. Genau da wird es Zeit zu handeln. Nimm diesen Fehler voll und ganz wahr. Anstatt darüber zu grübeln und zu jammern, dass du dieses und jenes hättest anders machen sollen, gestehst du dir den Fehler ein und findest eine Lösung, damit das nicht noch einmal passiert. Was kannst du das nächste Mal anders machen? Wie kannst du handeln, damit dieser Fehler gar nicht erst passiert? Was kannst du jetzt machen, um das Problem zu lösen? Somit richtest du deinen Blick zurück auf die Gegenwart und wirst aktiv. Mit ein wenig Übung wirst du dann aus fast jeder erlebten Situation einen Vorteil ziehen können, da du lernst deine eigenen Fehler zu erkennen. Im Weiteren wird somit auch deine Fähigkeit Lösungswege zu finden und anzuwenden gestärkt.

Die Zukunft ist nur der Tod

Diese Übung ist sicherlich ein wenig paradox, doch sie kann uns helfen, um die Zukunft ruhen zu lassen. Denn nicht nur die Gedanken der Vergangenheit, sondern auch die Gedanken der Zukunft nehmen uns den Fokus auf die Gegenwart. Zu häufig vernachlässigen wir das Jetzt, um uns auf die kommenden Tage vorzubereiten. Wir sagen dann Dinge wie: „Noch 3 Wochen durchziehen und dann kann ich endlich im Urlaub entspannen". „Wenn ich dieses Projekt abgeschlossen habe, dann unternehme ich was mit Familie und Freunden“. „Wenn ich jetzt viel arbeite, so kann ich mich im Alter schneller zur Ruhe setzen“. Doch dabei vergessen wir, dass unser Leben jetzt stattfindet. Jetzt ist die Zeit, um sich um Familie und Freunde zu kümmern. Jetzt ist die Zeit, um Ruhe und Entspannung zu genießen. Jetzt ist die Zeit, um all die Dinge zu machen, die du dir schon immer einmal gewünscht hast. Zur Verdeutlichung des Sachverhalts kannst du dir den Tod zur Hilfe nehmen. Was würdest du tun, wenn du nur noch 1 Jahr zum Leben hättest? Sicherlich all die Dinge, die dich glücklich machen würden, oder? Ich jedenfalls würde viel Zeit mit meiner Familie und meinen Freunden verbringen. Ich würde mein Geld verwenden, um meine Träume zu erfüllen und um anderen eine Freude zu bereiten. Ich würde aufhören zu arbeiten und mich meiner Leidenschaft vollkommen hingeben. So der Grundgedanke. Trotzdem dürfen wir dabei aber nicht komplett unsere Zukunft vergessen, das ist klar. In einigen Bereichen müssen wir einfach auch zukunftsorientiert denken, um beispielweise unsere Rente zu sichern, um für die Familie vorzusorgen oder um unsere Gesundheit aufrecht zu erhalten. Deshalb ist es wichtig, die richtige Mischung zu finden. Nur ist es leider so, dass den meisten Menschen die Zukunft und nicht die Gegenwart im Vordergrund steht. Doch genau dadurch verlieren wir den Draht zum gegenwärtigen Moment. Wir sind so auf unsere Zukunft fixiert, dass wir völlig vergessen das Hier und Jetzt zu genießen und schieben dabei unsere Wünsche und Träume in die Ferne. Stell dir das wie den Blick durch eine Kamera vor. Du selbst hast die Möglichkeit, den Fokus auf den Hintergrund (Zukunft) oder auf das Objekt (Gegenwart) zu legen. Am Schönsten wird das Bild, wenn das Objekt scharf gestellt ist und der Hintergrund zwar leicht verschwommen aber dennoch zu erkennen ist. So solltest du dich auch in Bezug auf deinen persönlichen Fokus verhalten, um maximale Glücklichkeit zu erfahren. Stell deinen Fokus auf den jetzigen Moment. Dieser sollte immer scharf gestellt sein und stets im Vordergrund stehen. Die Zukunft bildet dabei den Hintergrund und gibt dem Bild die benötigte Gesamtheit. Diese ist aber verschwommen und steht dabei nicht im Fokus.

Dafür kannst du dich an einem ruhigen Abend einfach mal zurücklehnen und dir überlegen, was du tun würdest, wenn du nur noch dieses 1 Jahr hättest. Schreibe dir die Dinge auf, die dir in den Kopf kommen. Anschließend priorisierst du deine Liste nach ihrer Wichtigkeit. Nun beginnst du mit der Aktivität, die ganz oben steht und dir am wichtigsten wäre. Wenn du genügend Geld und Zeit hast, um sie zu erfüllen, dann beginne am besten direkt mit der Planung. Falls nicht, so kannst du trotzdem planen. Was benötigst du dafür? Welche finanziellen Mittel sind notwendig? Welche Voraussetzungen müssen erfüllt sein?

Hast du dir deinen Plan geschmiedet, so beginnst du ab Morgen für diese Sache zu arbeiten. Ein Teil deines verdienten Geldes steckst du nun in den sogenannten „Wunschtopf". Einen anderen Teil in den „Sicherheitstopf". Somit deckst du beide Bedürfnisse ab. Zum einen sparst du für deine Zukunft, auf der anderen Seite sparst du aber auch für die Dinge, die du jetzt gerne tun würdest. Damit motivierst du dich selbst und richtest deinen Fokus wieder auf den gegenwärtigen Moment. Du gehst nun nicht mehr arbeiten, nur um deine Zukunft abzusichern. Nebenbei arbeitest du auch für deine Wünsche und deren Erfüllung findet jetzt gerade statt.

Die Fähigkeiten der Positivität

Diese letzte Übung ist eine Zusammenfassung, der bisher gelernten Regeln und Übungen. Hier findest du noch einmal die wichtigsten Fähigkeiten des positiven Denkens und wie du sie in deinem Alltag umsetzen kannst. Du kannst sie einzeln ausführen, sie miteinander kombinieren oder auch abwechselnd einsetzen. Doch denke daran, dass die Regelmäßigkeit der entscheidende Faktor ist, um die Übung zu einer Gewohnheit werden zu lassen.

Der Morgen macht den Tag

Wer positiv in den Morgen startet, der wird dies auch mit hoher Wahrscheinlichkeit über den restlichen Tag beibehalten. Dafür ist es notwendig, ohne Stress zu starten. Unterstützen kann uns dabei eine Routine, die uns mit Hilfe bestimmter Techniken den Kopf klärt und unser Wohlbefinden anhebt.

Konzentration auf die guten Dinge

Es gibt jeden Tag mindestens eine positive Sache. Wenn man genau hinschaut, sind unsere Tage voller schöner Momente. Es kommt nur auf deinen Blickwinkel an. Damit du dir diese Denkweise aneignen kannst, empfiehlt es sich, in ruhigen Momenten über die schönen Dinge des Alltags nachzudenken. Du kannst diese dann auch am Abend in ein kleines Heft schreiben. Je mehr du übst, desto mehr erkennst du.

Bewahren der inneren Ruhe und Gelassenheit

Lass dich von negativen Situationen nicht unterkriegen. Jeder hat mal einen schlechten Tag. Alles was zählt ist dein Wille weiter zu machen. Sehr hilfreich ist dabei dein Humor. Lach einfach mal über Kleinigkeiten, die dir im Alltag passieren. Je geübter du wirst, desto einfacher wird es dir fallen, mit schwierigen und negativen Situationen umzugehen.

Nutzen der Misserfolge

Fehler macht jeder und das ist auch nicht schlimm. Wichtig ist nur, dass du daraus lernst. Fange auch hier mit Kleinigkeiten an. Du hast zum wiederholten Male den Kaffee über den Schreibtisch gekippt? Nun, sowas passiert, doch lernst du auch daraus? Wirst du den Kaffee das nächste Mal wieder in die Mitte des Tisches stellen? Hast du einmal den Dreh raus, so wird sich diese Fähigkeit auf größere Sachverhalte übertragen. Fast schon automatisch fallen dir Lösungen ein, um aus deinen negativen Situationen etwas Positives mitzunehmen.

Positive Selbstgespräche

Es ist unglaublich entscheidend, wie wir mit uns selbst reden. Wie du mittlerweile weißt, liegt das an unserem Unterbewusstsein und der Kraft der Gedanken. Übe dich also auch in der Sprache deiner inneren Stimme. Dafür kannst du dich am besten am Morgen vor den Spiegel stellen und dir etwas Motivierendes zusprechen. „Heute schaffe ich die 50 Liegestütze!". „Ich bin super gelaunt!". „Heute wird ein schöner Tag!". Auch hier wirst du mit etwas Übung eine Gewohnheit aufbauen und deine innere Stimme wird sich dieser zusprechenden Redensart annehmen.

Konzentration auf die Gegenwart

Lebe im Hier und Jetzt! Die Vergangenheit kann nicht mehr verändert werden und die Zukunft kann nur durch das gegenwärtige Handeln beeinflusst werden. Ich empfehle dir zur Übung ein wenig Meditation am Morgen. Anfangs reichen schon 5 Minuten aus und die findet ja wohl jeder von uns. Baue dir eine Gewohnheit auf und spüre die positiven Effekte der Achtsamkeit.

Das Umfeld

Achte auf dein Umfeld und deine Mitmenschen. Wie reden sie mit dir? Wie reden sie mit sich selbst? Als kleine Übung kannst du dafür jeden Tag auf eine andere Person in deinem Umfeld achten und den Detektiv spielen. Beobachte sie über den Verlauf des Tages und analysiere ihr Verhalten. Das kann richtig Spaß machen und auch sehr lehrreich sein, da du in den meisten Fällen auch gleichzeitig etwas über dich selbst lernen kannst.

Gute Taten

Eine gute Tat kann sehr positive Gefühle in uns auslösen. Zwinge dich jeden Tag dazu etwas Gutes für einen Mitmenschen zu tun. Das kann auch nur eine Kleinigkeit sein. Mache dir auch diese Aktivität zur Gewohnheit. Wer viel gibt, bekommt auch viel.

Dankbarkeit verspüren

Dankbarkeit gehört zu den wichtigsten Eigenschaften eines positiven Denkers. Um dich in Dankbarkeit zu üben, ist es hilfreich, ein Dankbarkeitstagebuch zu führen. Damit richtest du deinen Fokus auf die schönen Dinge im Leben und beginnst automatisch positiver zu denken.

Selbstliebe verspüren

Auch die Selbstliebe ist ein entscheidender Baustein. Zur Steigerung deiner Selbstliebe empfiehlt sich der effektive Umgang mit Affirmationen. Außerdem solltest du darauf achten mehr du selbst zu sein. Dafür kannst du dir vornehmen jeden

Tag eine festgelegte Zeit nur für dich zu reservieren. In dieser Zeitspanne machst du dann Dinge, die dich glücklich machen.

Okay lieber Leser, wir haben nun auch dieses Kapitel gemeinsam abgeschlossen. Schön, dass du immer noch dabei bist. Das zeigt, dass du wirklich daran interessiert bist, dein Denken umzustellen. Freu dich darüber, das ist ein sehr gutes Zeichen. Sei dir selbst dankbar für dein Durchhaltevermögen.

Denke aber auch immer daran, dass du das neu erworbene Wissen nur langfristig verinnerlichst, wenn du es auch anwendest. Warum probierst du nicht jetzt gleich eine der Übungen aus? Ein wenig Ruhe und Entspannung wäre doch jetzt beim Lesen super, oder?

Teil VIII:

Extrawissen

Hallo lieber Leser!

Schön, dass ich dich auch in diesem Kapitel wieder antreffe. Es freut mich, dass dich das Thema interessiert und du gewillt bist, weiteres Wissen aufzuschnappen. Lass uns direkt in die Thematik starten.

Die Frequenzen unseres Hirns

In diesem kurzen Abschnitt werde ich dir weitere Informationen zu unseren Gehirnwellen geben. Wie du im Hauptteil des Buches bereits erfahren hast, kann unser Denkmuskel in verschiedenen Zuständen arbeiten. Jeder Zustand hat dabei eine zugehörige Frequenz. Allerdings kommen diese nicht einzeln vor, sondern mischen sich miteinander. So sind im Tiefschlaf zwar überwiegend Deltawellen vorhanden, doch wir finden auch weiterhin einen geringen Anteil an Theta-, Alpha- und Betawellen. Damit lässt sich auch der so genannte Ammenschlaf einer Mutter erklären. In der Frühzeit des Säuglings weisen Mütter einen höheren Anteil von Alpha- und Betawellen auf und werden somit auch schon bei den leisesten Geräuschen wach.

Doch lass uns zuerst einmal die verschiedenen Wellen betrachten:

Gammawellen

Dieser Wellentyp schwingt zwischen 100 bis 38 Hertz. Die Gammawellen wurden zuletzt entdeckt und sind bisher nur wenig erforscht. Sie werden als die Wellen der Spitzenleistung, der hohen Konzentration und des Fokus bezeichnet. Sie stehen für starke kognitive Leistung. Zeigt dein Hirn einen hohen Anteil auf, so kannst du mit einem intensiven Informationsfluss rechnen. Diese Wellen schwingen schnell und kurz und ermöglichen somit eine rapide Informationsübertragung. Oft werden sie auch mit dem Gefühl der Liebe in Verbindung gebracht, welches ganz klar als das Höchste aller Gefühle betrachtet wird. Man kann in diesem Zustand mit mystischen und transzendenten Erfahrungen, mit Verschmelzungserlebnissen, mit dem Gefühl des universellen Wissens und dem Verlust des Ich-Gefühls rechnen. Alles wiederum Erlebnisse, die die Liebe beschreiben.

Eine hohe Gammawellenaktivität konnte vor allem bei Leistungssportlern festgestellt werden. Warum? Weil sie lieben was sie tun. Sie empfinden Liebe und Zufriedenheit beim Ausführen ihres Sports. Sie sind dann vollkommen bei sich und ihrer Lieblingstätigkeit und versinken im Zustand des Seins. Dabei konnte eine hohe Aktivität festgestellt werden, was schließlich zu höherer kognitiver Leistung führte und somit auch ihre körperliche Leistungsfähigkeit steigerte. Umgedreht konnten Wissenschaftler feststellen, dass

Menschen mit niedrigem Anteil an Gammawellen häufig mit Lern- und Konzentrationsschwächen zu kämpfen haben.

Können wir unseren Anteil an Gammawellen erhöhen?

Ja das können wir! Indem wir uns dem Zustand der Liebe nähern und das tun, was uns glücklich macht. Dafür ist es hilfreich öfter zu meditieren. In Forschungsstudien konnte herausgefunden werden, dass neben den Leistungssportlern weitere Personengruppen mit einer hohen Gammawellenaktivität existieren. Die Rede ist hier von Mönchen. Keiner beherrscht die Meditation besser als sie. Es wurde festgestellt, dass sie die Gammawellen auf Anhieb verstärken konnten. Dies geschah als man den Probanden sagte, sie sollen Mitgefühl und Liebe empfinden. In genau diesem Moment änderte sich die Frequenz auf 40 Hertz, die Frequenz der Gammawellen. Wer sich häufiger in der Meditation übt, kann also auch mit einem Anstieg der Gammawellenaktivität rechnen und somit positive Effekte verspüren.

Betawellen

Sie schwingen zwischen 38-15 Hertz. Dieser Wellentyp beschreibt unseren normalen Wachzustand. Sie treten also verstärkt über den Tag auf. Sie beschreiben die nach außen gerichtete Aufmerksamkeit, sowie das logische, prüfende und bewusste Denken. Sie sind besonders bei innerer

Unruhe, Angst, Stress und beim Hören des inneren Kritikers präsent. Ihre Präsenz wirkt sich also auf unsere Stresshormonausschüttung aus. Sie versetzen unseren Körper in Bereitschaft, wie beim Beispiel des angriffslustigen Hundes. Erinnerst du dich?

Alphawellen

Diese Wellen treten in einer Frequenz von 14-8 Hertz auf. Aufzufinden sind sie vor allem im Zustand der Entspannung, also wenn wir in Ruhe verweilen, eine entspannte Grundhaltung besitzen, aber auch beim Tagträumen und Visualisieren. Durch diesen entspannten Zustand können wir unsere Aufmerksamkeit, Konzentration und unsere Aufnahmebereitschaft erhöhen. Sie eignen sich beim Lernen und steigern unsere kognitive Leistungsfähigkeit. Denn Alphawellen verlangsamen unseren Herzschlag, senken den Blutdruck, helfen bei der Muskelentspannung und fördern die Blut- und Sauerstoffzufuhr zum Gehirn. Alphawellen sind sozusagen die Vorstufe der Gammawellen. Sie sind nicht so effektiv, dafür aber leichter zu „erreichen“.

Thetawellen

Sie schwingen zwischen 7-4 Hertz. Sie sind die Wellen des Unbewussten. Sie treten vermehrt in der REM-Phase unseres Schlafes auf. Die REM-Phase(Rapid Eye Movement), ist die Periode des

Schlafes, in der wir die meisten Träume haben. In dieser Zeit verarbeitet unser Unterbewusstsein die erlebten und gelernten Situationen der vergangenen Stunden, Tage oder Wochen. Dabei treten einschneidende Erlebnisse häufiger und intensiver auf. Die Thetawellen finden wir zum Teil aber auch während der Meditation und bei der Ausführung kreativer Tätigkeiten. Sie stehen also mit Kreativität und Spiritualität in Verbindung.

Im Weiteren können wir sogar sagen, dass ein hoher Anteil an Thetawellen unser Erinnerungsvermögen stärkt. Durch sie wird die Verbindung zu unserem Unterbewusstsein verbessert und in diesem liegen all unsere Erinnerungen und Erfahrungen.

Deltawellen

Dieser Wellentyp schwingt mit einer Frequenz von 3-0,5 Hertz. Diese Wellen finden wir am stärksten während des Tiefschlafs auf. Sie sind die absolute Unbewusstheit. In Kombination mit andern Wellentypen helfen sie bei der intuitiven Aufmerksamkeit. Wir können uns durch einen hohen Anteil an Deltawellen in andere Situationen und Menschen hineinversetzen und haben ein gutes Verständnis für andere. Deshalb finden sich Menschen mit einer hohen Aktivität vor allem in sozialen Berufen wieder.

Nun haben wir ja bereits festgestellt, dass diese Wellen nicht einzeln auftreten, sondern immer in gemischten Formen schwingen. Dabei stellen sich dann verschiedenste Bewusstseinszustände ein. In unserem normalen Wachzustand ist ein großer Anteil an Betawellen vorhanden. Hinzu kommen meist geringe Anteile von Deltawellen. Während einer Meditation sind überwiegend Alpha- und Thetawellen aktiv. Würden Alphawellen fehlen, so wären wir in einem unbewussten Zustand und könnten uns im Nachhinein an nichts mehr erinnern. Würden hingegen die Thetawellen fehlen, so könnten wir zwar Bilder in unserem Kopf erzeugen, doch es würde die Verbindung zum Unterbewussten fehlen und somit hätte die Meditation auch keine Tiefe und keine innere Bedeutung. Am interessantesten ist meiner Meinung nach der sogenannte „Awakened Mind". Klingt ein wenig wie Avatar, oder? Zu diesem Zustand soll man gelangen, wenn man den Alpha- und Thetawellen noch zusätzlich niederfrequente Betawellen und einen geringen Deltawellenanteil hinzufügt. So soll es angeblich zu einer Mischung aller Typen kommen (Gammawellen ausgeschlossen, da noch nicht sehr erforscht). Uns steht dann die Intuition der Deltawellen zur Verfügung. Hinzu kommen die kreativen und spirituellen Einflüsse der Thetawellen und das entspannte und losgelöste Bewusstsein der Alphawellen. Schlussendlich ergänzen die niederfrequenten Betawellen die Möglichkeit zur bewussten Wahrnehmung von Gedanken. Dies kann sich dann wie eine Art Erleuchtung anfühlen. Doch das ist es nicht, denn diesen Zustand können Menschen durchaus ohne Probleme erschaffen. Ein solches Muster tritt häufig bei „Aha-Momenten“ auf. Wenn sich plötzlich ein Sachverhalt löst und du die Dinge innerhalb einer Sekunde verstehst. In diesem Moment kommt es zu einem freien Informationsfluss zwischen deinen Bewusstseinsebenen. In diesem Zustand sind wir dann ganz bei uns selbst und in voller Konzentration. Heute spricht man dabei auch oft von einem Flow-Zustand. Vielleicht hast du diesen Begriff schon einmal gehört. Dieser Bewusstseinszustand ist häufig bei Kindern im Vorschulalter festzustellen. Ergibt ja auch irgendwie Sinn, denn sie erleben praktisch jeden Tag neue Aha-Momente.

Letztendlich geht es auch nicht darum in einem „besseren“ Zustand zu verweilen, sondern den richtigen Zustand zum richtigen Zeitpunkt zu kontrollieren. Ob das geht und wie das geht kann ich dir leider auch nicht sagen, doch bei tieferer Recherche bin ich durchaus auf EEG gestützte Kurse gestoßen, mit denen man zumindest lernen kann, wie sich die jeweiligen Zustände anfühlen.

Eine Methode, die jeder ganz leicht von Zuhause ausführen kann, gibt es dann aber doch. Schon mal etwas von binauralen Beats gehört? Das sind erzeugte Töne, die durch Schallwellen mit unterschiedlichen Frequenzen über deine Ohren auf dein Gehirn einwirken. Dabei musst du Kopfhörer tragen, denn es ist wichtig, dass jedes Ohr eine andere Frequenz aufnimmt. Würdest du diese Klänge über Lautsprecher hören, so kämen auf beiden Ohren die gleichen Signale an. Ziel der binauralen Beats ist es, mit Hilfe der unterschiedlichen Frequenzen eine neue Frequenz in deinem Gehirn zu schaffen. Diese neu erzeugte Frequenz soll dann deinen Denkmuskel zum Erzeugen naheliegender Frequenzen verleiten. Denn wie wir ja bereits gelernt haben wirken sich Schwingungen auf ihr Umfeld aus.

Hier ein Beispiel zum besseren Verständnis: Auf dem linken Ohr liegt ein Ton mit einer Frequenz von 440 Hertz an, auf dem rechten Ohr ein Ton mit einer Frequenz von 430 Hertz. Der binaurale Beat wird dann mit der Differenz von 10 Hertz wahrgenommen. 10 Hertz? Damit würden wir im Bereich der Alphawellen (14-8 Hz) liegen. Dieser binaurale Beat soll sich nun über die Schwingung auf unser Gehirn auswirken und dieses dazu veranlassen, ebenfalls im Bereich der Alphawellen zu schwingen.

Mit Hilfe von EEGs konnte festgestellt werden, dass dies zum Teil wirklich funktioniert. Zwar hat das Gehirn nie den genauen Wert der erzeugten Frequenz angenommen, doch es fand zumindest eine Annäherung statt. Doch auch hier gibt es zahlreiche Debatten über das Funktionieren dieser Methode. Am besten probierst du es einfach selbst aus und entscheidest für dich selbst, ob du Unterschiede wahrnehmen konntest oder nicht. Auf „Youtube" findest du eine Vielzahl an Videos, die sich mit diesem Thema auseinandersetzen und dir genügend Material zum Ausprobieren bieten. Dabei wünsche ich dir viel Spaß und positive Erlebnisse!

Verbessere deinen Schlaf

In diesem Kapitel werden wir nun noch einmal gemeinsam in die Kunst des Schlafens eintauchen. Ich werde dir vertieftes Wissen und viele weitere Tipps mit auf den Weg geben, um deinen Schlaf so optimal wie nur möglich zu gestalten.

Beginnen wir erst einmal mit etwas richtig Spannendem. Wir Menschen schlafen nicht alle gleich viel und auch nicht zur gleichen Zeit. Während der eine mit 6 Stunden über die Runden kommt, so braucht ein anderer 10 Stunden, um voll aufgeladen zu sein. Dr. Michael Breus, auch bekannt als der Schlafdoktor, teilte die Menschen auf Grundlage seiner Forschungen in 4 verschiedene Gruppen ein. Jede Gruppe weist dabei typische Merkmale auf und zeigt seine eigenen Schlafmuster.

Der Bär: gemütlich und sonnenorientiert

Dieser Schlaftyp ist am häufigsten vorzufinden.

Er lässt sich mit typischen Merkmalen beschreiben. Bären sind zumeist eher vorsichtig, aber kommunikativ und freundlich. Sie vermeiden Konflikte und achten stets auf ihr Wohlbefinden.

Das Verhalten ähnelt einem Bären, wie wir ihn aus Kinderfilmen kennen. Er ist ein wenig verpeilt, zumeist eher träge unterwegs und macht alles mit viel Ruhe und Gelassenheit. Deshalb ist es für ihn auch nicht all zu leicht, am Morgen aus dem Bett zu kommen. Die meisten Bären drücken dabei gerne die „Snooze"- Taste, also den Schlummermodus. Oft stellen sie sich mehrere Alarme, da sie ganz genau wissen, dass das erste Klingeln auf taube Ohren stößt. Hat der Bär sich dann doch einmal aus seinem Rückzugsort erhoben, so benötigt er zuerst einmal ein paar Minuten bis er im Tag ankommt. So richtig wach und produktiv wird ein Bär dann erst zum späten Vormittag. Seine Aktivitätszeit hält dann zumeist bis in den frühen Nachmittag. Ab diesem Zeitpunkt beginnt dann seine innere Uhr gegen ihn zu ticken und signalisiert ihm so langsam wieder zur Ruhe zu kommen. Um das folgende Tief zu überwinden, rät der Schlafdoktor zu sportlicher Betätigung zwischen 18 und 19 Uhr. Somit wird der Organismus erneut angeregt und gibt dem Allesfresser Antrieb bis in den Abend hinein. Bären greifen auch gern mal auf ein Nickerchen während des Tages zurück, falls ihnen das möglich ist.

Grundsätzlich sollten Bären versuchen in etwa 8 Stunden Schlaf zu bekommen. Sie leben nach dem Zyklus der Sonne, sollten also möglichst mit den ersten Sonnenstrahlen aus dem Bett kommen. Dafür empfiehlt es sich, zwischen 22 und 24 Uhr die Augenlider zu schließen.

Der Wolf: rebellisch und scharfsinnig

Diesen Typen könnte man auch als die Nachteule bezeichnen.

Wölfe sind eher pessimistisch eingestellt und handeln impulsiv sowie kreativ. Sie lieben das Risiko und achten stets darauf, Spaß zu haben.

Wölfe sind absolute Morgenmuffel. Vor 9 Uhr geht meist gar nichts. Sie schlafen also am liebsten in den Tag hinein und verbringen den späten Vormittag und den frühen Nachmittag am liebsten ohne Aktivität. Dafür werden sie dann zum späten Nachmittag so richtig produktiv und halten ihre Leistungsbereitschaft dann zumeist ohne Probleme bis in die Nacht hoch. Ihre optimale Produktivitätszeit liegt zwischen 18 und 20 Uhr. Auf Nickerchen und Ruhepausen verzichten sie komplett, denn das würde bedeuten, dass sie am Abend noch schwieriger ihre Augen zubekommen. Allgemein fällt ihnen das Einschlafen schwer, weshalb sie dann eben am Morgen auch nur schlecht aus dem Bett kommen. Es empfiehlt sich für Wölfe, zwischen 24 und 1 Uhr zur Ruhe zu kommen. Am Morgen sollten sie sich nicht dazu zwingen direkt aus dem Versteck zu springen. Sie sollten sich ihre Zeit lassen und ihre Energie und Gedanken bündeln. Nach dem Mittag ist es dann Zeit für die Arbeit. Sportliche Tätigkeiten passen am besten zwischen 19 und 21 Uhr ins Programm. Auch danach könnte der Wolf noch Leistung erbringen, falls das notwendig ist.

Der Löwe: absoluter Optimist und stets erfolgreich

Der Löwe gilt in der Tierwelt als der König. Um dieses Bild zu wahren, muss er stets Stärke und Macht repräsentieren.

Ein Löwe wird oft mit Stabilität, Strategie und Optimismus in Verbindung gebracht. Er agiert immer leistungsorientiert und achtet dabei sehr auf seine Gesundheit und seine Fitness.

Um seine Macht zu verdeutlichen, steht ein Löwe gern zeitig am Morgen auf. Er ist meist der Erste auf der Piste und beginnt seinen Tag mit Produktivität. Der Optimist ist spätestens bei Tagesanbruch hellwach, hat bis dahin in den meisten Fällen schon viel geschafft. Er nutzt gern den Morgen, ist dann dafür aber am Abend müde und erschöpft. Ein Löwe handelt stets zielorientiert und mit vollem Fokus auf sein Ziel. Deshalb geht er Ruhephasen und Nickerchen grundlegend aus dem Weg, denn dahinter erkennt er keinen Nutzen. Ein Löwe verfolgt seine Beute mit Strategie und liebt die Planung. Dabei geht er ebenso allen Risiken und Gefahren aus dem Weg. Gibt es dann doch mal ein Problem, so arbeitet der Macher stets aktiv dagegen.

Löwen stehen gerne sehr zeitig auf, da der Morgen viel Ruhe zum Arbeiten bietet. Sie sollten zwischen 5 und 7 Uhr das Bett verlassen und ihren Tag mit Fokussierung starten. Dafür eignet sich ein kraftgebendes Frühstück in absoluter Ruhe oder auch Meditation. Sport empfiehlt sich von 17 bis 19 Uhr, um das Abendtief zu überwinden. Ihre schweren Augen sollten Löwen dann zwischen 22 bis 23 Uhr schließen.

Der Delphin: klug und perfektionistisch

Delphine weißen einen eher vorsichtigen Stil auf. Sie gehen sehr detailorientiert vor und achten dabei stets auf das Vermeiden von Risiken. Sie verhalten sich zumeist introvertiert und haben innere Zwänge, die sie zur Perfektion treiben.

Delphine haben große Probleme mit ihrem Schlaf. Sie sind meistens sehr unruhig und finden keine richtige Erholung, weshalb sie sich nach dem Aufwachen oft zerschlagen fühlen und über den gesamten Tag eine gewisse Müdigkeit verspüren. Ihre Energie kommt bündelweise, bringt dann aber enorme Leistungsfähigkeit. Leider trifft sie häufig auch am Abend so eine Energiewelle, was ihnen das Einschlafen dann wieder erschwert. Ihre Müdigkeit würden sie gern mit einem Nickerchen beheben, doch irgendwie bekommen sie immer wieder frische Energie, wenn sie sich zur Ruhe legen. Daher empfiehlt sich nur eine kurze Verschnaufpause mit einem Power-Nap oder einer Meditationsübung.

Delphine wachen oft nach dem Löwen auf. Sie sollten versuchen, so schnell wie möglich aus dem Bett zu kommen und den ersten Energieschwung zu nutzen. Dafür empfiehlt sich eine kalte Dusche und ein großes Glas Wasser, um den Kreislauf anzuregen. Gegen späten Vormittag ein Kaffee und schon ist das erste Tief überwunden. Koffein ist dann allerdings nach dem Mittag verboten. Schon jetzt muss sich der Schwimmer auf den Schlaf vorbereiten, um maximale Erholung zu erreichen. Sport sollte ein Delphin nach 17 Uhr nicht mehr betrieben, damit der Abend dem zur Ruhe kommen bleibt. Eine heiße Dusche und ein entspannendes Buch können helfen, um die Augen zwischen 23 und 24 Uhr zu schließen.

Anmerken muss ich nun noch, dass du nicht nur einer dieser Typen bist. Du besitzt von jedem ein Stück in dir. Doch es gibt immer ein vorherrschendes Tier. Die Ausprägung deiner Anteile kann durch Training auch ein wenig angepasst werden. Trotzdem solltest du versuchen, deinen überwiegenden Typen zu ermitteln und zu stärken. Es bringt absolut gar nichts, wenn du ein Wolf bist und auf Löwe machst. Stattdessen solltest du dich auf deine Stärke fokussieren, um maximale Leistung und Erholung aus dir heraus zu kitzeln. Das wird dich auf Dauer auch glücklicher machen, da du nach deiner inneren Uhr lebst.

Vielleicht weißt du ja bereits, welches Tier in dir schlummert. Falls nicht, kannst du im Internet nach den Chronotypen des Schlafs suchen. So kannst du weitere interessante Informationen erhalten und herausfinden welcher Typ in dir steckt.

Da du nun mehr über deinen Schlaftypen weißt, können wir an den nächsten Schritt heran gehen. Ich werde dir weitere wichtige Tipps geben, die dir dabei helfen, maximale Erholung aus deinem Schlaf herauszuholen.

Der Rhythmus macht die Musik

Zuallererst werfen wir einen genaueren Blick auf deinen Rhythmus. Hast du dir einen festen Schlafrhythmus geschaffen, so bringt dir das eine Menge Vorteile. Du wirst schneller einschlafen können, erfährst einen tieferen Schlaf und somit auch mehr Entspannung und kommst dann am Morgen auch einfacher aus dem Bett. Dafür ist es notwendig erst einmal seinen persönlichen Zyklus zu finden. Im Grunde besteht dein Schlaf aus mehreren Phasen. Wir beginnen logischerweise immer mit einer Einschlafphase. Bei gesunden Schläfern dauert das in etwa 10-15 Minuten. In dieser Zeit entspannt sich unser Körper und bereitet sich somit auf die Erholung vor. Gefolgt ist dieser Prozess vom sogenannten „stabilen Schlaf“, welcher in etwa die Hälfte unserer gesamten Schlafenszeit einnimmt. Unser Körper führt weitere Prozesse durch, um zu entspannen. Anschließend kommt der wichtigste Teil im gesamten Zyklus, der Tiefschlaf. Hier regeneriert und repariert sich unser Körper. Ebenso werden die Ereignisse des vergangenen Tages wiederholt. Durch diese Funktion lernt unser Gehirn und viele über den Tag aufgenommene Informationen rutschen in unser Unterbewusstsein. Intensiver erlebte Geschehnisse haben hierbei wieder einen höheren Stellenwert. Zu guter Letzt kommt dann die interessanteste Schlafphase. Sie wird REM genannt, was ausgesprochen „Rapid-Eye-Movement“ bedeutet, übersetzt also schnelle Augenbewegung. Wie der Name schon verrät, bewegen sich in dieser Zeit unsere Augen sehr schnell. Es kommt zu einer Vielzahl an Träumen und das Langzeitgedächtnis wird gestärkt. Während dieses Vorgangs befindet sich unser Körper in einer Starre. Dies ist eine Schutzfunktion, denn während unser Gehirn auf Hochtouren läuft und tausende von Bildern erzeugt, muss unser Köper ruhig sein. Ansonsten würden wir die verinnerlichten Bilder nachahmen und das könnte schnell zu

Verletzungen führen. Also eine wirklich nützliche Funktion unseres Bewegungsapparats.

Wichtig ist nun, dass so ein kompletter Durchlauf eines Zyklus um die 90 Minuten dauert. Dies kann allerdings bei jedem variieren und um 20 Minuten abweichen. Somit befinden wir uns also in einer Zeitspanne von 70-110 Minuten. Ist ein Zyklus durchlaufen, so beginnt er von vorn, abzüglich der Einschlafphase. Dabei wird die Tiefschlafphase mit jedem Durchgang kürzer und die REM-Phase länger. Ein gesunder Mensch weist 4-7 Zyklen in einer 8 stündigen Nacht auf.

Unser Ziel ist nun herauszufinden, wie lang so ein Zyklus in etwa bei uns selbst dauert. Denn wir wollen unbedingt aufwachen, wenn sich unser Körper in der Wechselphase von REM zum stabilen Schlaf befindet. Somit wachen wir zu einem Zeitpunkt auf, an dem sich unser Gehirn bereits in einem wachen Zustand befindet. Würdest du mitten in der Tiefschlafphase aufwachen, so wärst du sehr müde, würdest dich unausgeschlafen fühlen und dein Gehirn hätte Schwierigkeiten, um in den Leistungszustand zu gelangen. Dies kann sich dann teilweise bis in den Abend ziehen und deinen generellen Zustand, deine Leistungsbereitschaft und auch dein Wohlbefinden erheblich beeinflussen.

Doch wie können wir nun herausfinden, zu welcher Zeit wir am besten aufwachen? Tja, mein lieber Leser, da hilft leider nur ausprobieren und langsam herantasten. Kommst du am Morgen ohne Probleme aus dem Bett und bist du bereits „auf Sendung“, so hast du vermutlich Glück und deine innere Uhr funktioniert einwandfrei. Achte trotzdem mal in den folgenden Tagen darauf, ob du in etwa immer gleich lang schläfst pro Nacht. Alle anderen können sich in kleinen Schritten vorantasten. Stell deinen Wecker einfach mal 10 Minuten vor oder zurück und schau wie du dich dann am nächsten Morgen fühlst. Wenn du keine Veränderung bemerkst, stellst du deinen Wecker weitere 10 Minuten nach vorn oder nach hinten. Teste ein wenig herum und achte ganz genau auf deinen Körper. Sobald du einen Zeitpunkt fin dest, der sich irgendwie besser anfühlt, so probiere es für mehrere Tage aus. Wichtig ist dafür aber natürlich, dass du immer zur gleichen Zeit ins Bett gehst.

Hast du erst einmal die richtige Menge an Schlaf gefunden, kannst du auch variieren. Laut vielen Forschungen sind wir besser gelaunt und leistungsfähiger, wenn wir zur richtigen Zeit aufwachen und dabei auf unsere Zyklen achten. Schaffst du es am Abend mal nicht zu deiner Zeit ins Bett zu gehen, so solltest du auf den Beginn des nächsten Zyklus warten.

Stell dir vor du gehst jeden Tag 22.30 Uhr ins Bett und stehst immer 6 Uhr auf. Dein Zyklus dauert in etwa 90 Minuten. Somit hast du also

7,5h Schlaf. Heute warst du allerdings länger unterwegs und bist erst 23 Uhr bettbereit. Kommt es zu so einer Situation, solltest du am besten auf den nächsten Zyklus warten. Bleibe noch ein wenig wach und schlafe dann erst mit Beginn des nächsten Durchlaufs ein. Du würdest dann also 23.45 Uhr ins Bett gehen. 15 Minuten einschlafen und schon bist du wieder in deinem Zyklus. Du schläfst also von 24 Uhr bis 6 Uhr und hast somit 6h statt 7,5h Schlaf. Zwar hast du nun weniger Schlaf, doch du wachst zum richtigen Zeitpunkt auf und erwischst wieder eine Phase, in der dein Gehirn und dein Körper bereit für den Tag sind. Das wird dir letztendlich mehr Energie geben und dein Wohlbefinden relativ konstant halten. Auch bei deinem Schlaf gilt „Qualität über Quantität". Nutze diese Information aber nicht aus. Du solltest am Folgetag dann wieder darauf achten, zu deiner gewöhnlichen Zeit die Augen zu schließen. Kürzt du deinen Schlaf für mehrere Tage ein, so wird sich das negativ auf dein Wohlbefinden auswirken.

Ach übrigens. Schlaf nachholen funktioniert nicht. Heute 4 Stunden und dafür morgen 12 Stunden schlafen bringt gar nichts. Trotz einer kurzen Nacht solltest du in der Folgenacht wieder deine gewöhnliche Portion Schlaf bekommen (in diesem Beispiel 8 Stunden). Denn auch zu viel Schlaf kann müde und schlapp machen.

Hast du dann erst einmal deinen Rhythmus gefunden, solltest du versuchen ihn zu stärken und aufrecht zu erhalten. Damit du deinen persönlichen Zeiten treu bleibst, gibt es verschiedenste Möglichkeiten, um dich auf den Schlaf vorzubereiten.

Gewohnheiten

Um deinen Rhythmus durchsetzen zu können ist es notwendig schnell und einfach einschlafen zu können. Damit das klappt sind einige Dinge zu vermeiden. Nimm kurz vor dem Schlaf keine großen Mahlzeiten zu dir. Beginnt dein Körper während des Einschlafens mit der Verdauung, wird es schwer die Augen geschlossen zu halten. Besonders ungünstig machen sich dabei zuckerhaltige Speisen. Am Abend empfiehlt sich also leichte und gut verdauliche Nahrung. Weiterhin ist es ratsam, vor dem Schlafen nicht all zu große Mengen zu trinken. Eine volle Blase erschwert den Einschlafprozess und könnte dich in der Nacht aufwecken, wenn es dringend wird. Gerade Alkohol solltest du zu später Stunde vermeiden. Viele Menschen schlafen dadurch zwar besser ein, doch dies beeinflusst deine Schlafqualität erheblich. Dabei wird die Tiefschlafphase gestört und dein Körper findet dann keine richtige Erholung. Gegen ein Glas Wein zum romantischen Dinner ist aber natürlich nichts einzuwenden. Im Grunde solltest du nur darauf achten in etwa 2 Stunden vor dem Schlafen keinen Alkohol mehr zu konsumieren. Koffein hingegen ist ab 14 Uhr eher weniger zu empfehlen. Das aufputschende Mittel kann viele Stunden in der Blutbahn bleiben und das Einschlafen stark beeinflussen. Etwa 4 Stunden vor dem Schlaf ist auch schwere körperliche oder mentale Arbeit nicht mehr angebracht. Dein Körper sollte in dieser Zeit langsam zur Ruhe kommen. Versuche also jegliche Anstrengung zu vermeiden. In den letzten 1-2 Stunden des Tages solltest du dann ebenfalls sämtliches Blaulicht unterbinden. Blaulicht wird von all den Bildschirmen deiner elektronischen Geräte ausgestrahlt. Dazu gehören also zum Beispiel dein Laptop, dein Handy, der Fernseher oder auch das Tablet. Nimm dir am Abend lieber ein Buch zur Hand oder beschäftige dich mit anderen beruhigenden Tätigkeiten. Wer am Abend so gar nicht auf die tägliche Portion Medien verzichten kann, der könnte zumindest den Blaulichtanteil verringern. Viele Geräte bieten einen Blaulichtfilter an. Dieser nimmt einen Großteil der blauen Strahlung aus dem Bild und unterstützt somit das Vorhaben. Eine große Rolle können auch Nickerchen über den Tag spielen. Wer häufig auf einen längeren Mittagsschlaf zurückgreift, findet am Abend auch erschwert zur Ruhe. Lege dich über den Tag wirklich nur dann hin, wenn es unbedingt notwendig ist. Dabei solltest du auch maximal 25 Minuten deine Augen schließen, ansonsten kann es passieren, dass dein Körper in eine tiefe Schlafphase übergeht. Wachst du dann innerhalb der tieferen Schlafphasen auf, so fühlst du dich im Nachhinein vermutlich noch erschöpfter als vor dem Nickerchen.

Weiterhin solltest du darauf achten, dein Bett nur für den Schlaf zu benutzen. Andere Tätigkeiten, wie am Handy spielen, am Laptop arbeiten oder sogar Lesen sollten nach Möglichkeit vermieden werden. Dein Gehirn soll verstehen, dass du dich ins Bett legst, um zu schlafen. Dadurch wirkst du über die Zeit auf dein Unterbewusstsein ein und dein Gehirn startet automatisch den Einschlafprozess, wenn du dich dann am Abend zur Ruhe legst. Damit wird das Einschlafen weiter erleichtert. Ausgeschlossen sind davon natürlich jegliche sexuelle Aktivitäten.

Neben diesen zu vermeidenden Tätigkeiten gibt es dann aber auch noch deren Gegensätze. Dinge, die wir tun können, um unseren Rhythmus und unseren Schlaf im Allgemeinen zu unterstützen. So kannst du darauf achten über den Tag möglichst oft und lange an der frischen Luft zu sein. Deinem Körper wird somit suggeriert, dass gerade Tag ist. Die innere Uhr wird somit gestärkt und folglich fällt es dir dann am Abend auch leichter einzuschlafen. Ein kleiner Spaziergang am Abend kann ebenfalls für mehr Müdigkeit sorgen und dir beim Einschlafen helfen. Notfalls könntest du auch auf Hilfsmittel zurückgreifen. Ich spreche hier nicht von Schlaftabletten etc., diese solltest du auf jeden Fall vermeiden, da sie dich in eine Abhängigkeit führen und deinen Schlaf auf eine lange Zeit gesehen nicht wirklich besser machen. Nutze stattdessen die Kraft der Natur und trinke einen warmen Tee. Eine schlafunterstützende Wirkung versprechen dabei Lavendel, Baldrian und Melisse. Doch denke daran nicht zu viel zu trinken.

Auch dein Schlafumfeld spielt eine wichtige Rolle. Am besten schläft es sich in einem kühlen und komplett dunklen Raum mit frischer Luft. Öffne also eine halbe Stunde vor dem zu Bett gehen deine Fenster und halte diese auch über die Nacht offen, sofern dies keine Lärmbelästigungen oder anderweitige Störungen mit sich bringt. Die Temperatur hat ebenfalls einen erheblichen Einfluss. Das ist bei jedem ein wenig anders, doch laut Forschungen schläft es sich zwischen 15,6-19,4°C am besten. Eine kühle Umgebung hilft deinem Körper sich herunterzufahren und bringt dadurch einen tieferen und festeren Schlaf. Der Raum sollte auch so dunkel wie möglich sein. Unsere Zellen nehmen jeden noch so kleinen Lichtstrahl auf und werden dadurch aktiv. Das bedeutet dann weniger Erholung, da sich einige Teile des Körpers nicht voll und ganz ausruhen. Achte deshalb auf Lichtquellen und versuche diese zu eliminieren. Drehe das Display deines Weckers von dir weg, lege dein Handy verkehrtherum auf den Nachttisch oder am besten in einen anderen Raum und schau auch ob Licht durch deine Fenster in den Raum dringt. Dasselbe Vorgehen wendest du dann auch auf akustische Quellen an. Ein Vibrieren des Handys, ein

Piepsen der Uhr oder das Schnarchen des Partners kann unseren Schlaf negativ beeinflussen. Versuche also auch diese Einflüsse so gut wie möglich zu eliminieren. Natürlich nicht den Partner eliminieren! Dafür gibt es andere Lösungen.

Haben wir uns ein optimales Umfeld geschaffen, können wir dann auch noch einen genaueren Blick auf Bett, Matratze, Kopfkissen und Bettwäsche werfen. Das Bettgestell sollte möglichst stabil sein und sich durch deine nächtlichen Bewegungen nicht verschieben oder gar wackeln. Achte bei einem Kauf also unbedingt auf die Qualität. Darauf befindet sich dann die Matratze. Hierum hat sich mittlerweile eine richtige Wissenschaft entwickelt. Den größten Einflussfaktor spielt dabei der Härtegrad. Ist der Untergrund zu weich, so sinkst du zu weit ein und dein Körper muss Muskeln anspannen, um eine gesunde Form aufrecht zu erhalten. Das bedeutet natürlich weniger Erholung. Ist die Matratze zu hart, so befindet sich deine Wirbelsäule in einer unnatürlichen Form und das führt dann schnell zu Schmerzen, was ebenfalls weniger Erholung nach sich zieht. Tipps kann und möchte ich hierzu nicht geben, spreche dich hierfür am besten mit einem Experten ab. In Verbindung mit der Matratze und der richtigen Schlaflage steht dann auch dein Kissen. Auch dafür empfehle ich den Rat eines Gelehrten. Zu guter Letzt hat dann auch der Bettbezug einen kleinen, aber feinen

Einfluss auf die Qualität des Schlafs. Während der eine kuschelige Bettwäsche bevorzugt, so mag der andere glatte Bezüge. Finde den für dich optimalen Typen und nutze diesen dann auch!

Alles klar, wieder viel gelernt. Zum Schluss möchte ich dir noch ein paar Methoden mit auf den Weg geben, die dir beim Einschlafen helfen können. Die Übungen wirken bei jedem anders, können sich aber sehr positiv auf den Prozess auswirken. In Kombination entfalten sie dabei ihr volles Potential.

Atemübungen

Atemübungen sind eine sehr hilfreiche Methode, um schnellen Schlaf zu finden. Dabei verlängert man die Ein- und Ausatmungsphase, wodurch mehr Sauerstoff ins Blut gelangt und die verbrauchte Luft anschließend komplett aus unseren Lungen befördert wird. Dies bewirkt dann eine sofortige Senkung des Pulses, was zu einer tiefen Entspannung von Körper und Geist führt. Dabei gibt es verschiedenste Varianten. Probiere sie aus und finde deinen persönlichen Favoriten. Anzumerken ist, dass die Methode nicht unbedingt direkt mit dem ersten Versuch funktioniert. Es bedarf ein wenig Übung, verliere also nicht den Mut, wenn du an Tag 1 nicht direkt einschläfst.

4-7-8

Bei dieser Variante atmest du nach dem 4-7-8 Rhythmus. Du nimmst einen tiefen Atemzug für 4 Sekunden, hältst die Luft für 7 Sekunden und atmest dann langsam und kontinuierlich für 8 Sekunden aus. Dabei kannst du gerne im Kopf mitzählen. Eingeatmet wird durch die Nase. Ausatmen sollst du durch den Mund, wobei deine Zunge an den Schneidezähnen anliegt und dein Mund ganz leicht gespitzt ist. Den gesamten Durchlauf wiederholst du 4 Mal.

4-5-6

Voraussetzung ist ein entspannter Kiefer und eine lockere Zunge. Versuche also zuerst deinen Mundbereich zu entspannen. Die Atmung erfolgt hier nur durch die Nase. Atme ein und zähle bis 4, dieses Mal nicht die Luft anhalten, sondern direkt wieder ausatmen und dabei ebenfalls bis 4 zählen. Den Vorgang wiederholst du 5 Mal. Dann beginnst du von vorn, atmest nun aber etwas tiefer ein und zählst bis 5, ausatmen und erneut bis 5 zählen. Auch diese Runde führst du 5 Mal aus. Die letzte Runde wird dann jeweils bis 6 gezählt und ebenfalls 5 Mal wiederholt.

modernes Schäfchenzählen

Statt Schäfchen zählst du hier deine Atemzüge. Gezählt wird immer nach einem Durchlauf. Also:

Einatmen + Ausatmen = 1. Dabei sollst du dir die Zahl innerlich vorstellen. Diesen Vorgang führst du aus bis du bei der 9 ankommst und beginnst anschließend von vorn. Auch hier tief durch die Nase ein- und ausatmen.

aktive Entspannung

Hier geht es darum in deinen Körper zu blicken und einzelne Bereiche bewusst zu entspannen. Das funktioniert so:

Du liegst in deinem Bett, hast deine Augen geschlossen und arbeitest dich dann von oben nach unten. Zuerst versuchst du deine Aufmerksamkeit auf deinen Kopf zu richten. Wie fühlt er sich an? Kannst du eventuell ein Kribbeln verspüren, gibt es irgendwelche Reize oder spürst du vielleicht sogar eine Verspannung? Wenn du deine Aufmerksamkeit auf deinen Kopf gelenkt hast kannst du anschließend versuchen ihn zu entspannen. Nimm einen tiefen Atemzug und bleibe voll und ganz in deinem Kopf. Mit dem Ausatmen lässt du dann einfach alle Anspannungen fallen. Anfangs ist das sicherlich nicht ganz leicht. Doch auch hier wirst du mit ein wenig Übung schnell Fortschritte erzielen. Arbeite dich durch den gesamten Kopf. Dazu gehört also dein Scheitel, die Stirn und der Mund samt Kiefer und Zunge. So gehst du nun durch deinen Körper bis du an den Füßen angelangst. Achte auf deinen Nacken, die Schultern, die einzelnen Bereiche der Arme, die

Brust, den Bauch, den oberen und unteren Rücken, die Hüfte, den Po, die Oberschenkel, die Waden und zum Schluss noch die Füße. Atme in das jeweilige Körperteil hinein und entspanne dann mit jeder Ausatmung.

Autogenes Training

Beim Autogenen Training bedienen wir uns wieder der Kraft unserer Gedanken. Dabei geht es um die langfristige Beeinflussung unseres Unterbewusstseins, um gewisse Glaubenssätze und Gedankenstrukturen zu übernehmen. So kannst du ebenfalls auf deinen Körper einwirken und dir selbst klar machen, dass du schnell einschläfst und einen tiefen und festen Schlaf hast. Du kannst das mit Hilfe der Visualisierung umsetzen oder dir Affirmationen zur Hilfe nehmen. Dabei findest du auch zahlreiche Vorlagen auf „Y-outube“.

Wir haben nun auch dieses Kapitel abgeschlossen. Ich hoffe, dass du einige neue Sachen lernen konntest. Ein gesunder Schlaf spielt in unserer heutigen Leistungsgesellschaft eine unglaublich wichtige Rolle, um den Stress des Alltags etwas entgegensetzen zu können und um genügend Erholung zu bekommen. Achte also immer darauf deinem Körper und deinem Geist genügend Ruhe zu geben. Gute Nacht!

Affirmationsvorlagen

Wie versprochen, erhältst du nun ein paar Affirmationsvorlagen für verschiedene Ziele. Denke aber daran, dass du diese am besten an deine eigenen Vorstellungen und Träume anpasst, denn nur so entfalten sie ihre volle Wirkung.

Affirmationen für Gesundheit und Fitness

- Ich bin gesund!
- Mir geht es gut!
- Ich fühle mich wohl!
- Mein Körper funktioniert einwandfrei!
- Ich liebe meinen Körper!
- Ich sorge mich um meinen Körper!
- Mein Körper verdient nur das Beste!
- Ich bin voller Vitalität!
- Ich bin voller Energie!
- Jede Zelle meines Körpers ist gesund!
- Ich fühle mich fit!
- Ich fühle mich jung und energetisch!
- Ich liebe die Gesundheit!
- Ich bin Gesundheit!
- Ich verkörpere Gesundheit!
- Ich besitze einen wunderbaren Körper!
- Meine Organe funktionieren einwandfrei!
- Mein Gehirn arbeitet auf optimalem Niveau!
- Mein Gehirn funktioniert einwandfrei!

- Mein Gehirn ist gesund!
- Ich bin völlig immun!
- Ich strahle vor Vitalität!
- Jeder Tag ist voller Gesundheit!
- Ich bewege mich leicht und geschmeidig!
- Ich bewege mich gerne!
- Ich bin voller Kraft und Energie!
- Ich habe viel Kraft!
- Ich bin unaufhaltbar!
- Ich bin wach!
- Ich bin konzentriert!
- Ich bin voll und ganz bei der Sache!
- Meine Konzentration ist atemberaubend!
- Mein Herz funktioniert einwandfrei!
- Mein Atem ist ruhig und tief!
- Ich habe starke Muskeln!
- Ich habe eine gesunde Haut!
- Meine Haut fühlt sich geschmeidig an!
- Mein Haar ist gesund und kräftig!
- Meine Sinnesorgane funktionieren einwandfrei!
- Meine Lunge nimmt frischen Sauerstoff auf!
- Mein Blut zirkuliert!
- Ich trainiere gern!
- Ich laufe gern!
- Meine Beine bewegen sich von ganz allein!
- Ich verspüre keine Anstrengung!
- Jeder Atemzug gibt mir mehr Energie!

- Ich bin im Fluss mit dem Rhythmus meines Körpers!
- Mein Körper ist ein Tempel!
- Ich behandle meinen Körper immer gut!
- Mein Körper, mein Geist und meine Seele sind im Einklang!

Affirmationen für Erfolg und finanzielle Freiheit

- Ich bin erfolgreich!
- Ich schaffe das!
- Ich bin ein Macher!
- Ich fange jetzt an!
- Ich bin ein Geldmagnet!
- Ich ziehe Geld an!
- Ich habe genügend Geld!
- Ich bin reich!
- Ich bin wohlhabend!
- Ich teile gern!
- Ich gebe viel!
- Ich arbeite an meinen Träumen!
- Ich wachse jeden Tag!
- Ich gehe meinen Weg!
- Ich breche Grenzen!
- Ich bin ein Sieger!
- Ich gewinne jeden Tag!
- Ich sehe mein Ziel!
- Ich kenne meinen Weg!
- Ich sehe meine Zukunft!

- Ich lebe auf der Sonnenseite des Lebens!
- Ich verdiene jeden Tag mehr!
- Ich bin fasziniert!
- Ich folge meiner Leidenschaft!
- Ich bin leidenschaftlich!
- Erfolg kommt zu mir!
- Geld kommt zu mir!
- Ich fokussiere mich!
- Ich bin konzentriert!
- Ich bin finanziell frei!
- Ich bin finanziell unabhängig!
- Ich genieße finanzielle Vitalität!
- Ich genieße finanzielle Sicherheit!
- Ich verändere die Welt!
- Ich schaffe Gutes!
- Ich schaffe Freude!
- Mein Einkommen wächst täglich!
- Ich nehme Hilfe an!
- Ich lass mir gern helfen!
- Ich liebe das Leben, das ich mir schaffe!
- Ich glaube fest an meine Ziele!
- Ich bin voll und ganz motiviert!
- Ich bin überzeugt alles zu schaffen!
- Ich allein bin für mein Leben verantwortlich!
- Alles wird gut!
- Ich bin selbstbewusst!
- Geldverdienen macht mir Spaß!
- Ich bin der Schöpfer meines Wohlstandes!

- Ich finde Reichtum positiv!
- Ich bin unglaublich gut in meiner Sache!

Affirmationen für (Selbst-) Liebe, Glück und Freude

- Ich liebe mich selbst!
- Ich liebe mein Leben!
- Das Leben liebt mich!
- Ich liebe den Tag!
- Ich liebe meine Freunde!
- Meine Freunde lieben mich!
- Ich liebe meine Familie!
- Meine Familie liebt mich!
- Ich bin stolz auf mich!
- Ich bin stolz auf meine Errungenschaften!
- Ich bin stolz auf meine heutigen Erfolge!
- Ich bin ein liebender Mensch!
- Ich bin Liebe!
- Ich strahle Liebe aus!
- Jede meiner Zellen ist mit Liebe gefüllt!
- Mein Körper strahlt Liebe aus!
- Ich bin glücklich!
- Ich liebe meinen Partner!
- Mein Partner liebt mich!
- Ich liebe meine Kinder!
- Meine Kinder lieben mich!
- Ich bin meiner Familie dankbar!
- Meine Familie ist mir dankbar!
- Ich bin meinen Freunden dankbar!

- Meine Freunde sind mir dankbar!
- Ich danke dem Leben!
- Das Leben dankt mir!
- Ich danke dem heutigen Tag!
- Der heutige Tag dankt mir!
- Ich bin der glücklichste Mensch der Welt!
- Ich bin voller Glück!
- Ich strahle Glück aus!
- Ich bin erfüllt!
- Ich bin voller Freude!
- Ich lache gern!
- Ich teile meine Liebe!
- Ich teile mein Lachen!
- Ich teile meine Freude!
- Ich zeige meine Liebe!
- Ich zeige meine Freude!
- Ich bin in einer harmonischen Beziehung!
- Meine Beziehungen machen mich glücklich!
- Ich liebe die Menschen in meinem Umfeld!
- Ich liebe es, anderen zu helfen!
- Ich liebe meinen Körper!
- Ich liebe meinen Geist!
- Ich liebe meine Seele!
- Ich liebe meinen Job!
- Ich liebe meine Leidenschaft!
- Ich bin die Liebe, das Glück und die Freude!

Affirmationen für den Morgen

- Ich bin energievoll!
- Ich freue mich auf den Tag!
- Ich bin voller Lebensfreude!
- Ich bin bereit!
- Heute schaffe ich alles!
- Ich bin heute voller Freude und Zufriedenheit!
- Heute sage ich offen und ehrlich die Wahrheit!
- Heute bin ich, ich selbst!
- Heute ist der Tag!
- Heute arbeite ich an meinen Träumen!
- Heute komme ich meinem Ziel näher!
- Heute wage ich den nächsten Schritt!
- Für den heutigen Tag bin ich dankbar!
- Ich bin munter und fröhlich!
- Ich lege jetzt los!
- Ich liebe den heutigen Tag!
- Heute bin ich gut drauf!
- Heute fühle ich mich gut!
- Ich fühle mich heute wohl!
- Dieser Tag wird einzigartig!
- Heute bin ich besser als gestern!
- Heute verlasse ich meine Komfortzone!
- Heute denke ich positiv!
- Heute bin ich stark!
- Heute bin ich gelassen!
- Heute bin ich achtsam!

- Heute handle ich!
- Der heutige Tag gehört mir!
- Heute teile ich!
- Ich habe heute Glück!

Affirmationen für den Abend

- Ich bin dankbar für den heutigen Tag!
- Ich habe heute viel geschafft und bin stolz!
- Ich gehe gelassen ins Bett!
- Ich bin glücklich!
- Ich schlafe gut!
- Ich erhole mich!
- Ich bin tiefenentspannt!
- Ich regeneriere!
- Ich lade meine Batterie neu auf!
- Ich bekomme neue Kraft und Energie!
- Ich gebe mir Ruhe!
- Ich freue mich auf den Schlaf!
- Ich verdiene mir die Pause!
- Ich träume gut!
- Ich wache erholt auf!
- Ich lerne im Schlaf!
- Ich verarbeite im Schlaf!
- Ich verstehe im Schlaf!
- Ich verinnerliche im Schlaf!
- Ich falle in einen entspannten Zustand!
- Ich liege auf einer Wolke!
- Ich fühle ein angenehmes Kribbeln!
- Ich schlafe jetzt ein!
- Ich schlafe!

Nachwort

Wow! Wir sind nun am Ende dieses Ratgebers angelangt. Zuerst einmal möchte ich, dass du dir selbst für deine Aufmerksamkeit dankst. Klopf dir ruhig auf die Schulter, denn es ist schon eine kleine Leistung ein so langes Buch bis auf die letzten Seiten durchzulesen. Es ist wirklich ein sehr gutes Zeichen, dass du im Allgemeinen an dem Thema interessiert bist und im Weiteren auch Energie investierst, um neues Wissen zu erhalten. Das positive Denken spielt in unserer heutigen Leistungsgesellschaft eine große Rolle. Du hast nun nicht nur die Grundlagen, sondern auch viele erweiterte Methoden erlernt, die dir dabei helfen werden, diese entscheidende Fähigkeit in dein Leben zu integrieren. Doch du weißt, dass nun Handlungen folgen müssen. Nutze dieses neu erworbene Wissen zu deinem Vorteil und beginne jetzt gleich mit der Umsetzung.

Im gleichen Zuge möchte ich mich bei dir bedanken. Danke, dass du dich für dieses Buch entschieden hast. Danke, dass du mich auf meinem Weg unterstützt und danke, dass du mir deine volle Aufmerksamkeit zugewandt hast.

Ich hoffe, dass du mit diesem Wissen weitere positive Wandlungen in deinem Leben vollziehen kannst. Es freut mich sehr, dir mit meiner Arbeit und meiner Energie weiterhelfen zu können. Ebenso würde es mich freuen, wenn du mir eine kleine Rezension hinterlässt oder das Buch mit deinen Freunden teilst (natürlich nur, wenn es dir gefallen hat). Damit unterstützt du auf der einen Seite meine Arbeit und hilfst mir dabei weitere Motivation zu finden. Auf der anderen Seite gibst du aber auch deinen Mitmenschen die Chance, Teil unseres Weges zu werden und Zugang zu diesem Wissen zu erhalten. Gerne kannst du mir auch Kritik oder Verbesserungen hinterlassen, indem du mir ein E-Mail sendest. Die Adresse findest du im Impressum.

Zum Abschluss gibt es noch einmal eine kleine Erinnerung an den Grundsatz dieses Buches:

„Achte auf deine Gedanken, denn sie werden Worte.

Achte auf deine Worte, denn sie werden Handlungen.

Achte auf deine Handlungen, denn sie werden Gewohnheiten.

Achte auf deine Gewohnheiten, denn sie werden dein Charakter.

Achte auf deinen Charakter, denn er wird dein Schicksal.“ – Talmund

Ich wünsche dir alles Beste und ein zufriedenstellendes und glückliches Leben!

Vielen Dank!

Dein Richard

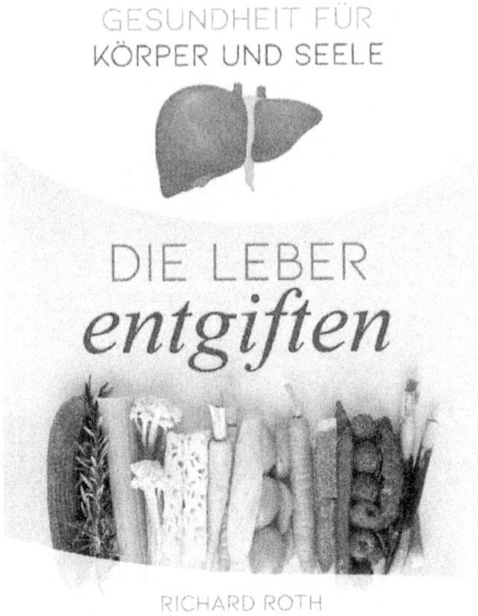

Schon gewusst?

Unsere Leber ist das Organ, was sich am stärksten auf unsere Gesundheit und unser Wohlbefinden auswirkt. Leider wissen das viele Menschen nicht und strapazieren ihren Gesundheitsgarant tagtäglich aufs Neue.

Sind Sie ständig müde und fühlen sich träge und energielos? Haben sie häufig Kopfschmerzen oder andere Immunkrankheiten? Haben Sie Probleme bei der Gewichtskontrolle und beim Abnehmen? Ist Ihr Schlaf wenig erholsam?

Dann liegt das Problem mit hoher Wahrscheinlichkeit in Ihrer Leber. Eine erkrankte Leber ist heutzutage nichts ungewöhnliches. Ein Großteil der westlichen Bevölkerung leidet unter dieser Erkrankung und weiß davon nicht einmal.

Die gute Nachricht ist jedoch, dass wir handeln können. Unsere Leber ist ein wahrer Regenerationskünstler und kann sich mit ein wenig Hilfe fantastisch schnell erholen.

Dieser fantastische Ratgeber hat mir eine komplett neue Sicht auf meine Gesundheit und meine Ernährung gegeben. Die Leber ist ein extrem wichtiges Organ und sollte nicht vernachlässigt werden. Mit den hier enthaltenen und super hilfreichen Tipps, Plänen und Rezepten bringt man sein Gesundheitsorgan in Windeseile wieder auf den richtigen Pfad. Ich konnte somit meine Energie neu bündeln und viele weitere positive Effekte erzielen, wodurch ich hier ganz deutlich meine Empfehlung ausspreche. Also jetzt kaufen, lesen und anwenden!-R.B., Erfolgsleser

Den Titel findest du auf Amazon unter „Gesundheit für Körper und Seele- die Leber entgiften"- Richard Roth

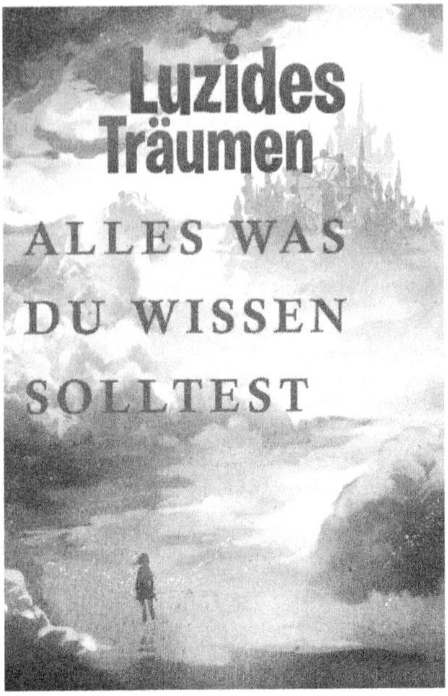

Wolltest du schon immer einmal wissen, wie es ist zu fliegen?

Nun, das ist mit einem kleinen Trick ganz einfach zu erreichen. Dabei können wir uns dem Luziden Träumen bedienen. Dabei sprechen wir von der Fähigkeit, in unseren Träumen Bewusstsein zu erlangen und diese dann nach eigenem Bedürfnis zu steuern. Klingt nach Science Fiction, oder?

Doch dahinter steckt Wissenschaft und die Kraft unserer Träume. Mit der Hilfe effektiver Methoden ist das Erlernen dieser Technik auch kinderleicht. Probiere es doch einfach aus. Du wirst überrascht sein, wie hilfreich diese Fähigkeit sein kann und wirst im Weiteren lernen, wie du sie sogar dazu einsetzen kannst deinen Alltag zu verbessern.

Den Titel findest du auf Amazon unter „Luzides Träumen- Alles was du wissen solltest“- Richard Roth

Haftungsausschluss

Die Umsetzung aller enthaltenen Informationen, Anleitungen und Strategien dieses E-Books erfolgt auf eigenes Risiko. Für etwaige Schäden jeglicher Art kann der Autor aus keinem Rechtsgrund eine Haftung übernehmen. Für Schäden materieller oder ideeller Art, die durch die Nutzung oder Nichtnutzung der Informationen bzw. durch die Nutzung fehlerhafter und/oder unvollständiger Informationen verursacht wurden, sind Haftungsansprüche gegen den Autor grundsätzlich ausgeschlossen. Ausgeschlossen sind daher auch jegliche Rechts- und Schadensersatzansprüche. Dieses Werk wurde mit größter Sorgfalt nach bestem Wissen und Gewissen erarbeitet und niedergeschrieben. Für die Aktualität, Vollständigkeit und Qualität der Informationen übernimmt der Autor jedoch keinerlei Gewähr. Auch können Druckfehler und Falschinformationen nicht vollständig ausgeschlossen werden. Für fehlerhafte Angaben vom Autor kann keine juristische Verantwortung sowie Haftung in irgendeiner Form übernommen werden.

Urheberrecht

Impressum

2. Auflage

Kontakt: Richard Roth/ Lindenstraße 22 B/ 01796 Pirna/
richardroth0@freenet.de

Printed in Great Britain
by Amazon

45886899R00149